CE CARNET APPARTIENT

À ....

EN CAS DE PERTE, VEUILLEZ CONTACTER

....

....

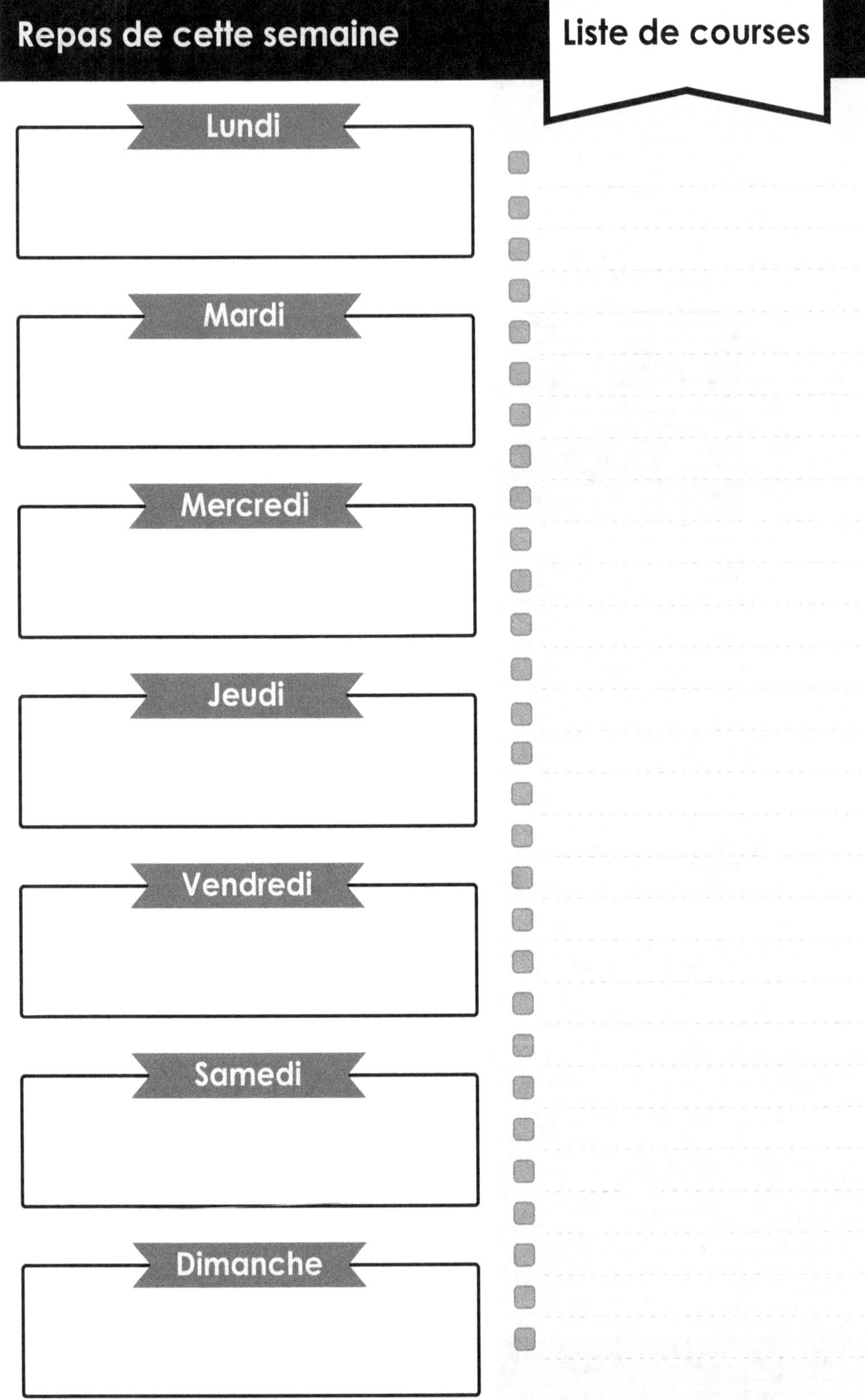

Repas de cette semaine
Liste de courses
Lundi
Mardi
Mercredi
Jeudi
Vendredi
Samedi
Dimanche

Les Exercices

Les objectifs de la semaine:

Notes

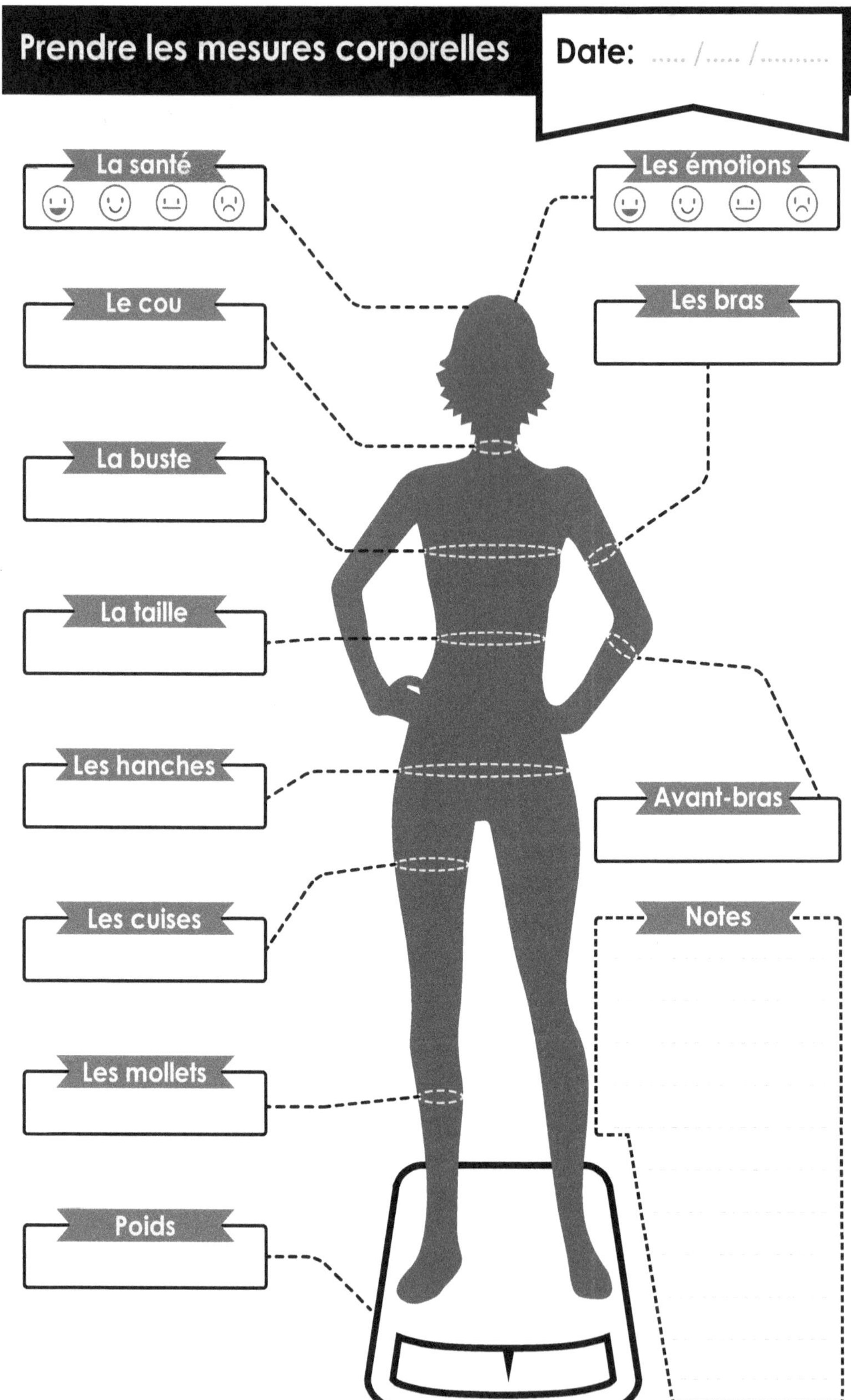

Prendre les mesures corporelles
Date: ..... / ..... / ....
La santé
Les émotions
Le cou
Les bras
La buste
La taille
Les hanches
Avant-bras
Les cuises
Notes
Les mollets
Poids

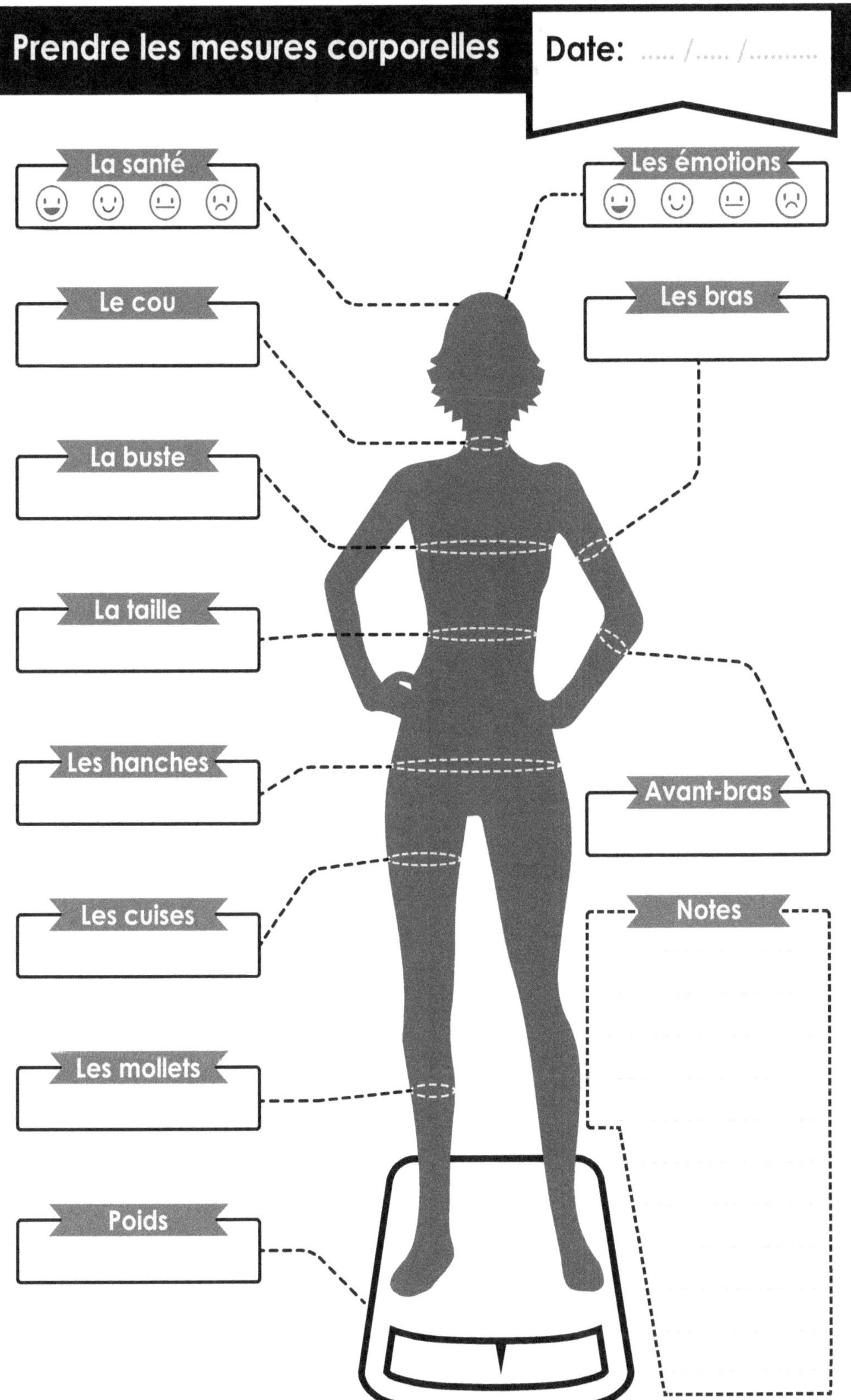

Prendre les mesures corporelles
Date: ..... / ..... / ....
La santé
Les émotions
Le cou
Les bras
La buste
La taille
Les hanches
Avant-bras
Les cuises
Notes
Les mollets
Poids

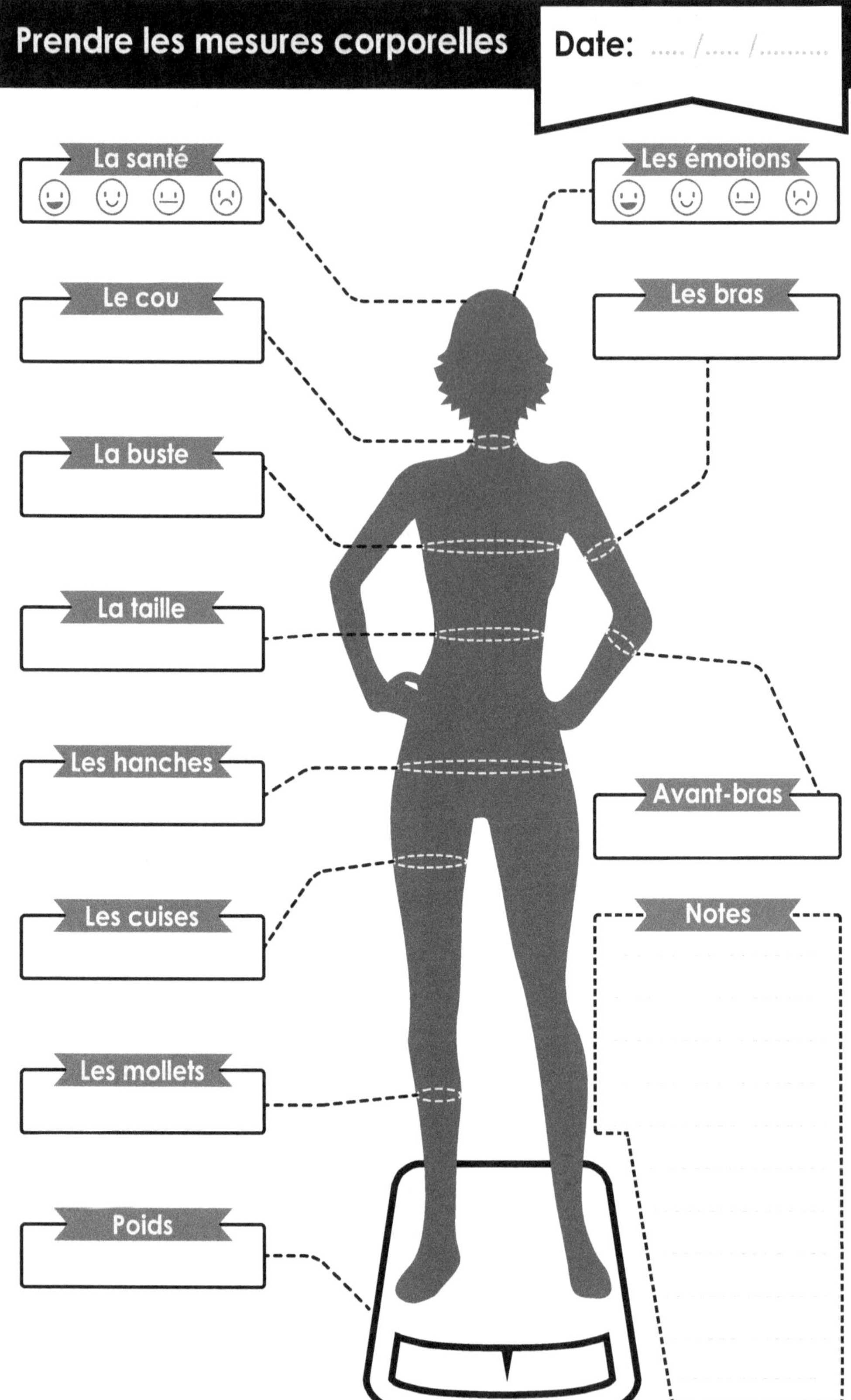

Prendre les mesures corporelles
Date: ..... / ..... / ....
La santé
Les émotions
Le cou
Les bras
La buste
La taille
Les hanches
Avant-bras
Les cuises
Notes
Les mollets
Poids

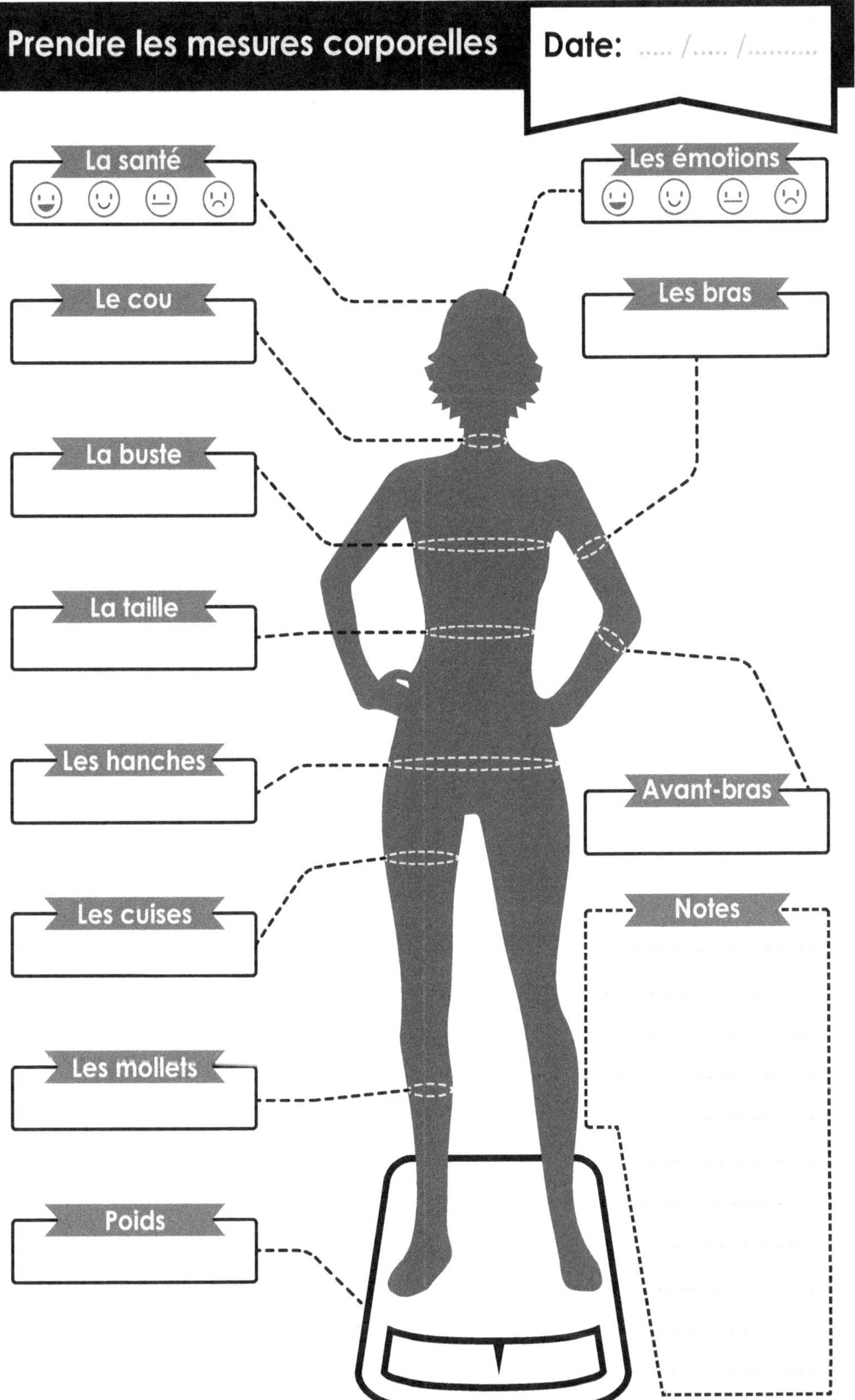

Prendre les mesures corporelles
Date: ..... / ..... / ....
La santé
Les émotions
Le cou
Les bras
La buste
La taille
Les hanches
Avant-bras
Les cuises
Notes
Les mollets
Poids

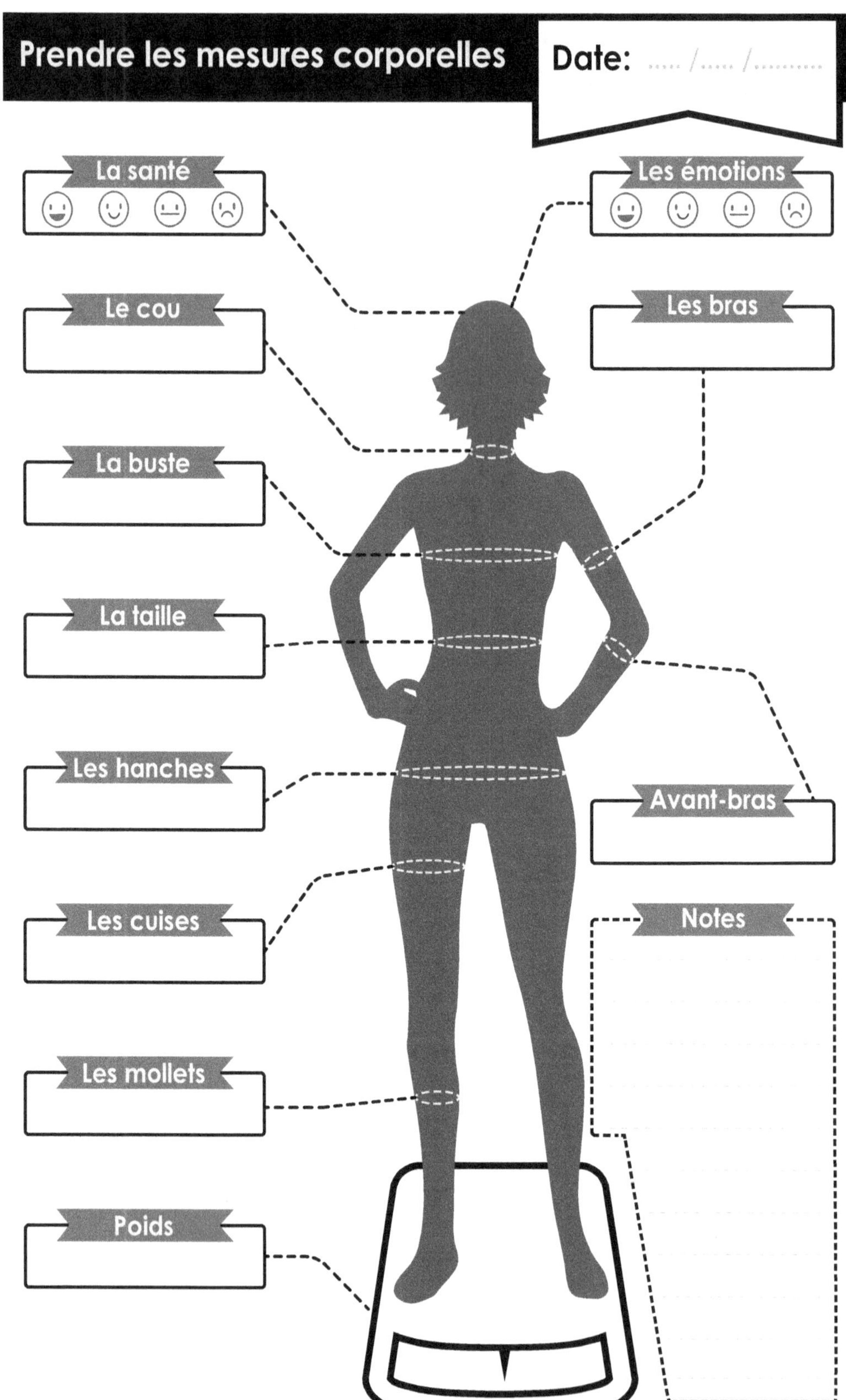

Prendre les mesures corporelles
Date: ..... / ..... / ....
La santé
Les émotions
Le cou
Les bras
La buste
La taille
Les hanches
Avant-bras
Les cuises
Notes
Les mollets
Poids

Prendre les mesures corporelles

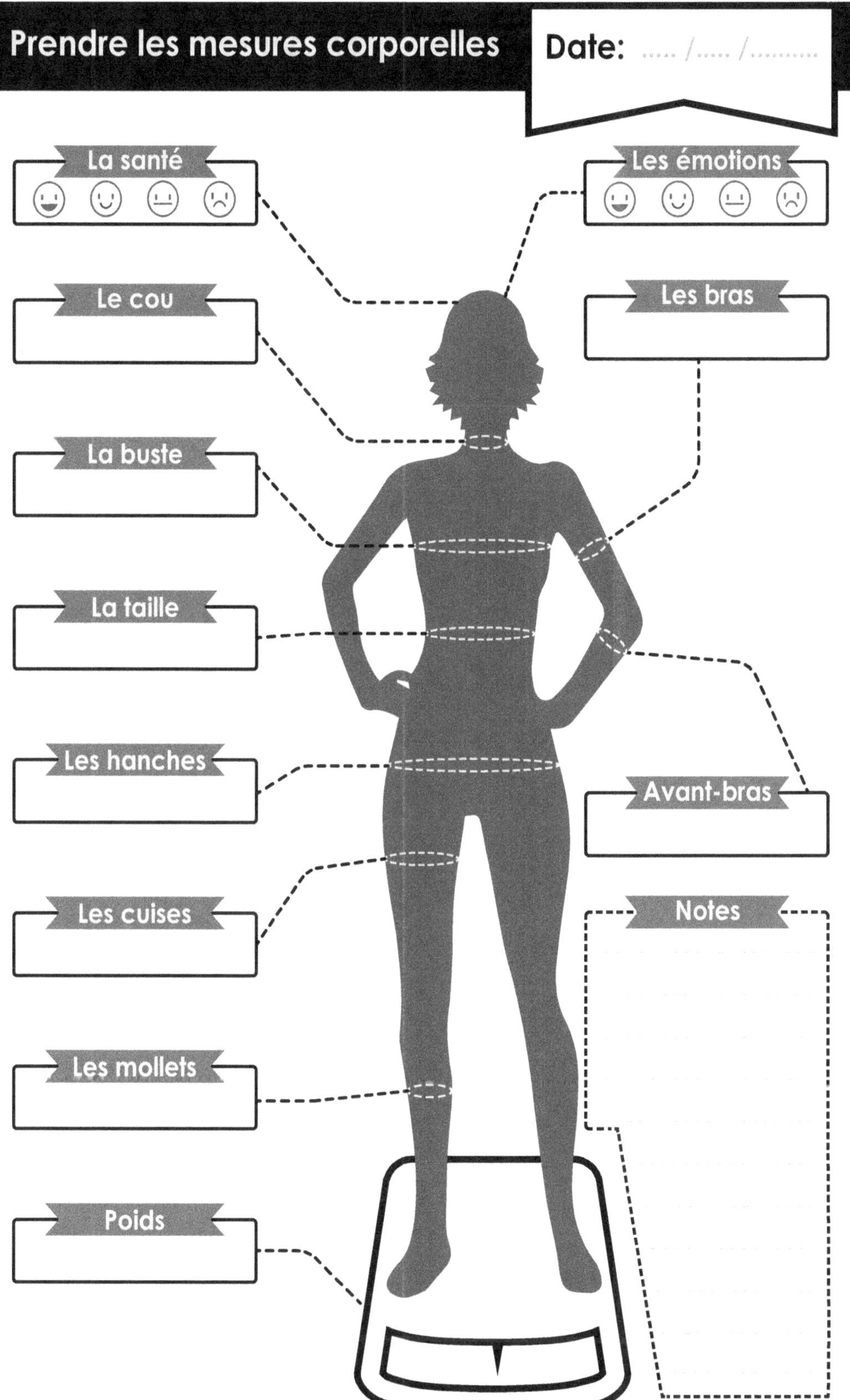

Prendre les mesures corporelles

Date: ..... / ..... / ....

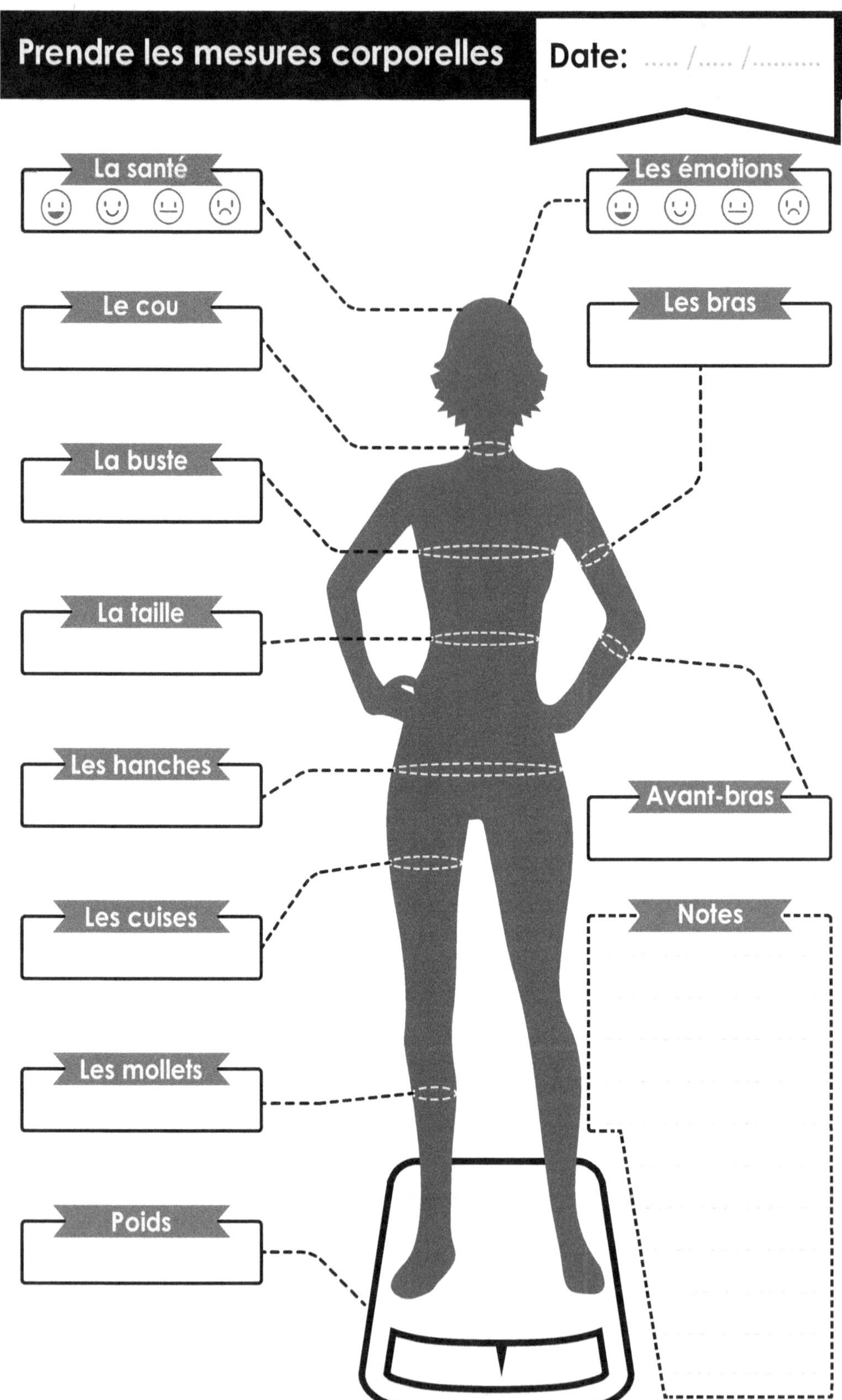

Les Exercices
Les objectifs de la semaine:
Notes

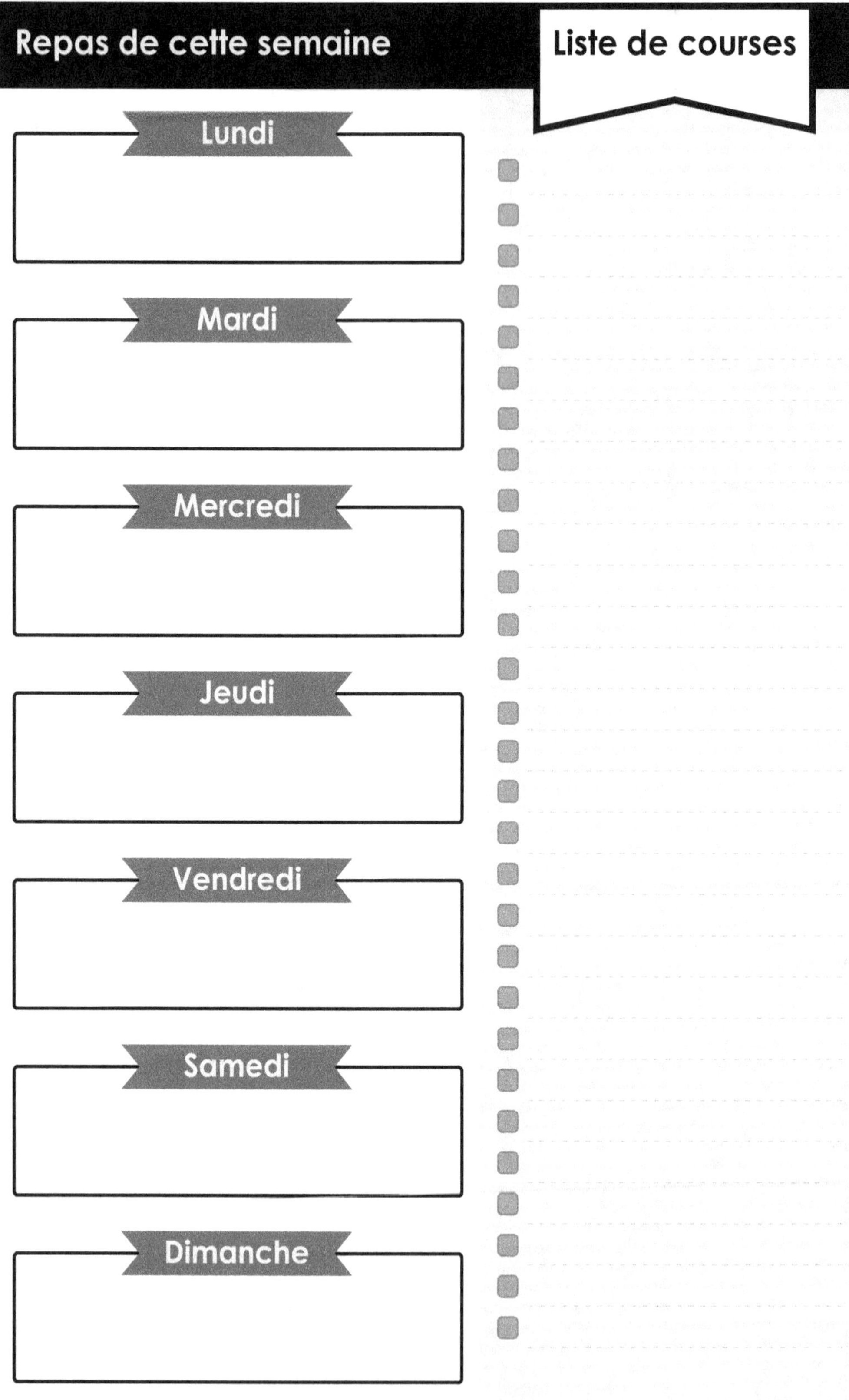
Repas de cette semaine
Liste de courses
Lundi
Mardi
Mercredi
Jeudi
Vendredi
Samedi
Dimanche

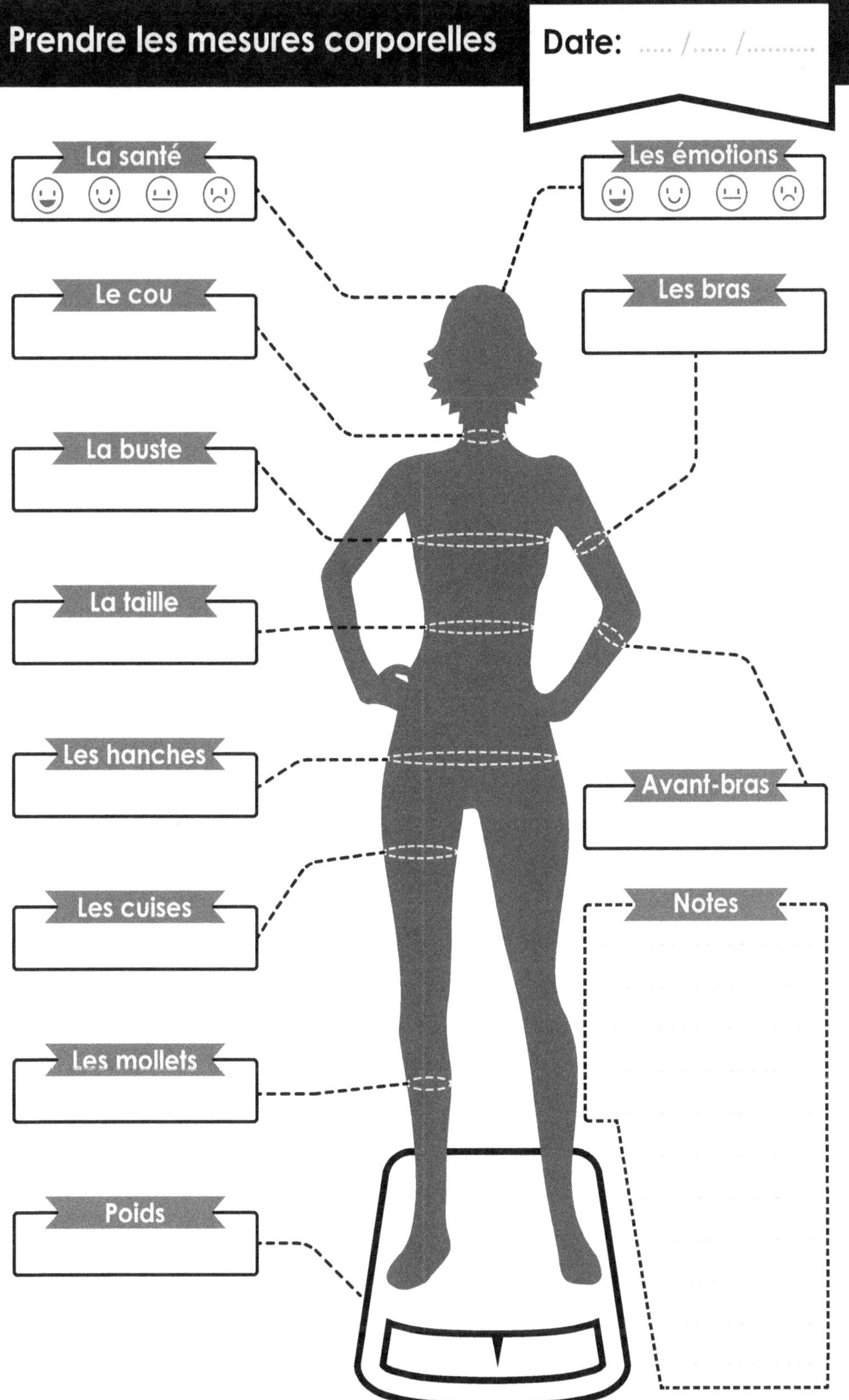

Prendre les mesures corporelles
Date: ..... / ..... / ....
La santé
Les émotions
Le cou
Les bras
La buste
La taille
Les hanches
Avant-bras
Les cuises
Notes
Les mollets
Poids

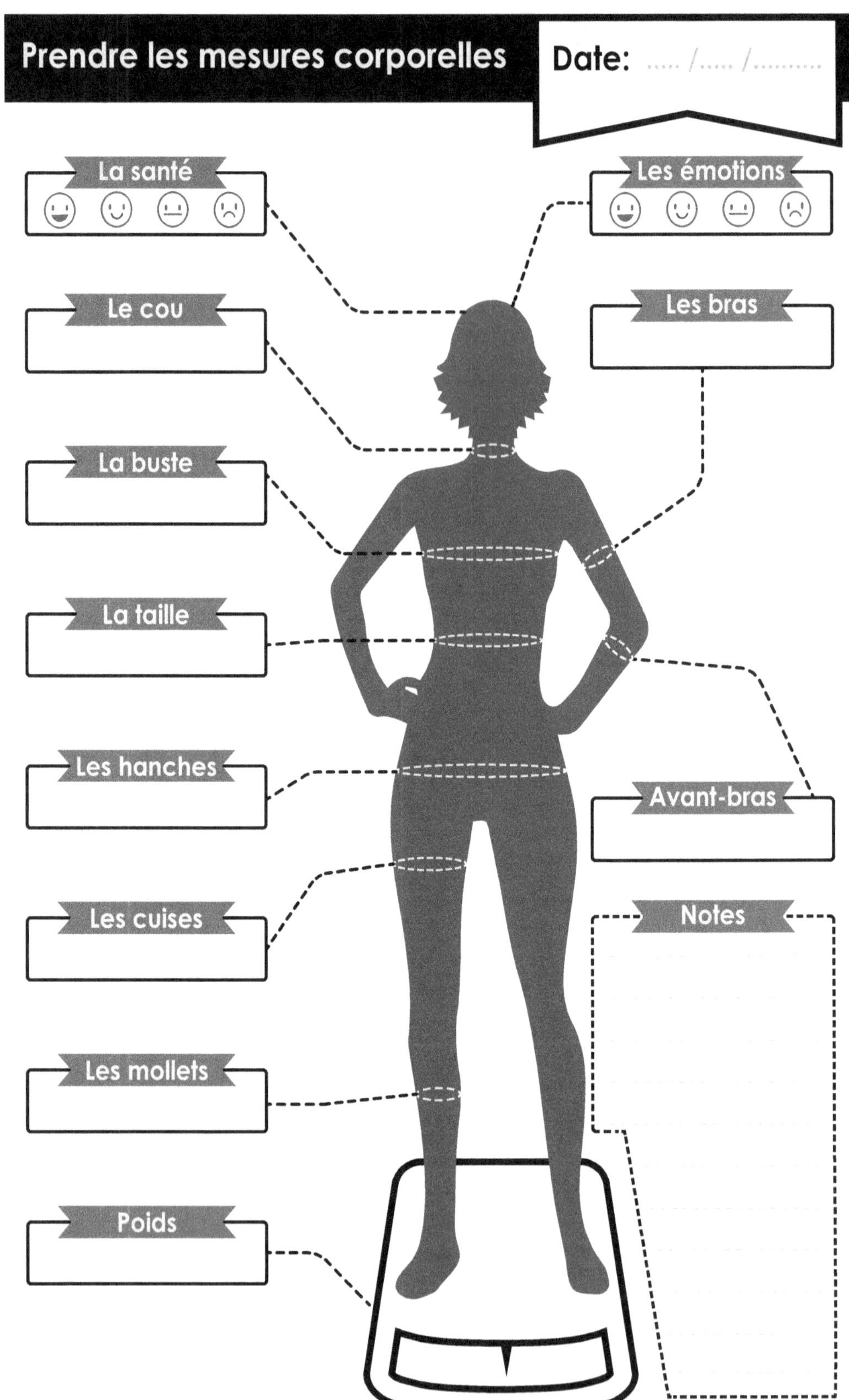

Prendre les mesures corporelles
Date: ..... /..... /..........
La santé
Les émotions
Le cou
Les bras
La buste
La taille
Les hanches
Avant-bras
Les cuises
Notes
Les mollets
Poids

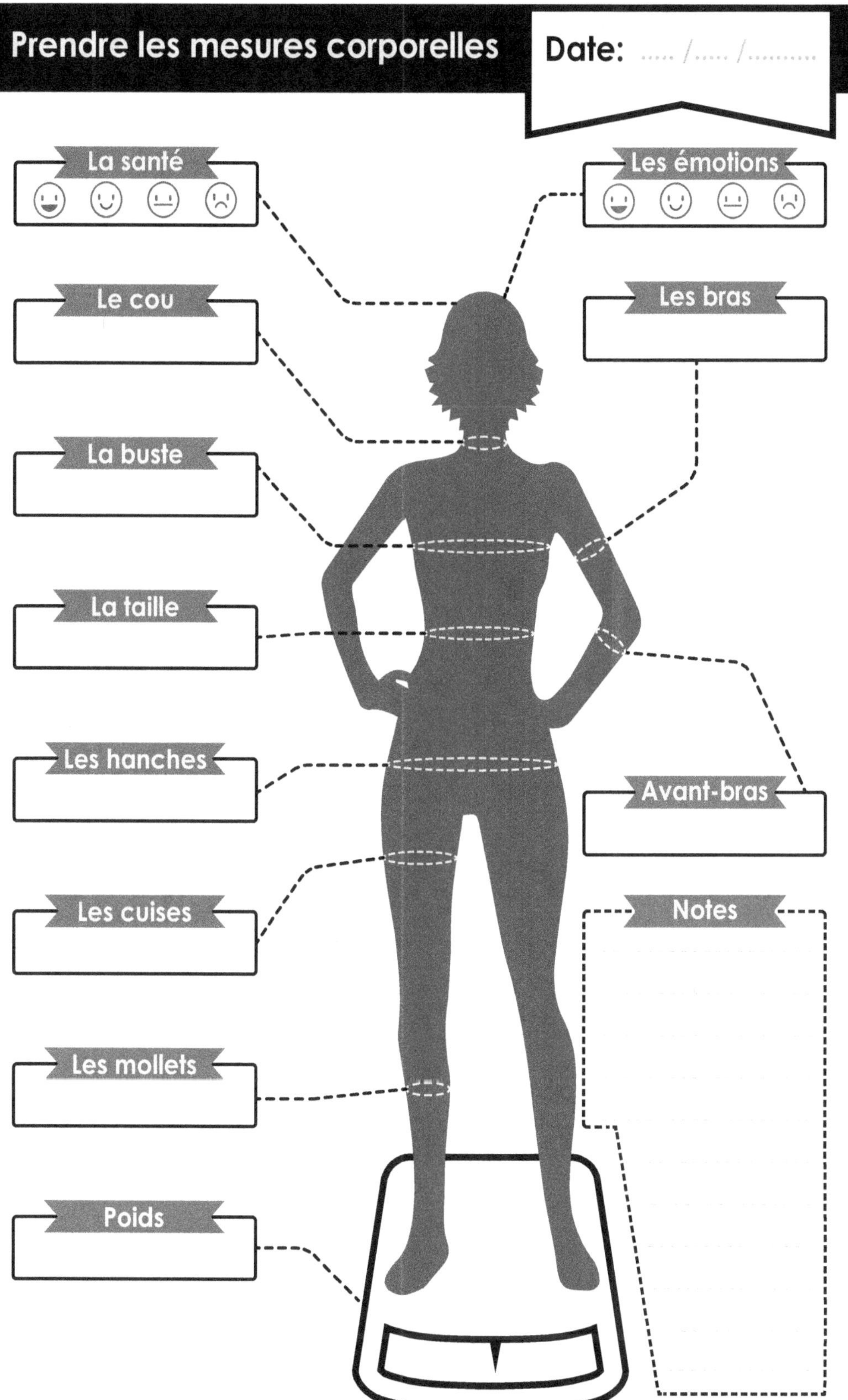
Prendre les mesures corporelles
Date: ..... / ..... / ....
La santé
Les émotions
Le cou
Les bras
La buste
La taille
Avant-bras
Les hanches
Les cuises
Notes
Les mollets
Poids

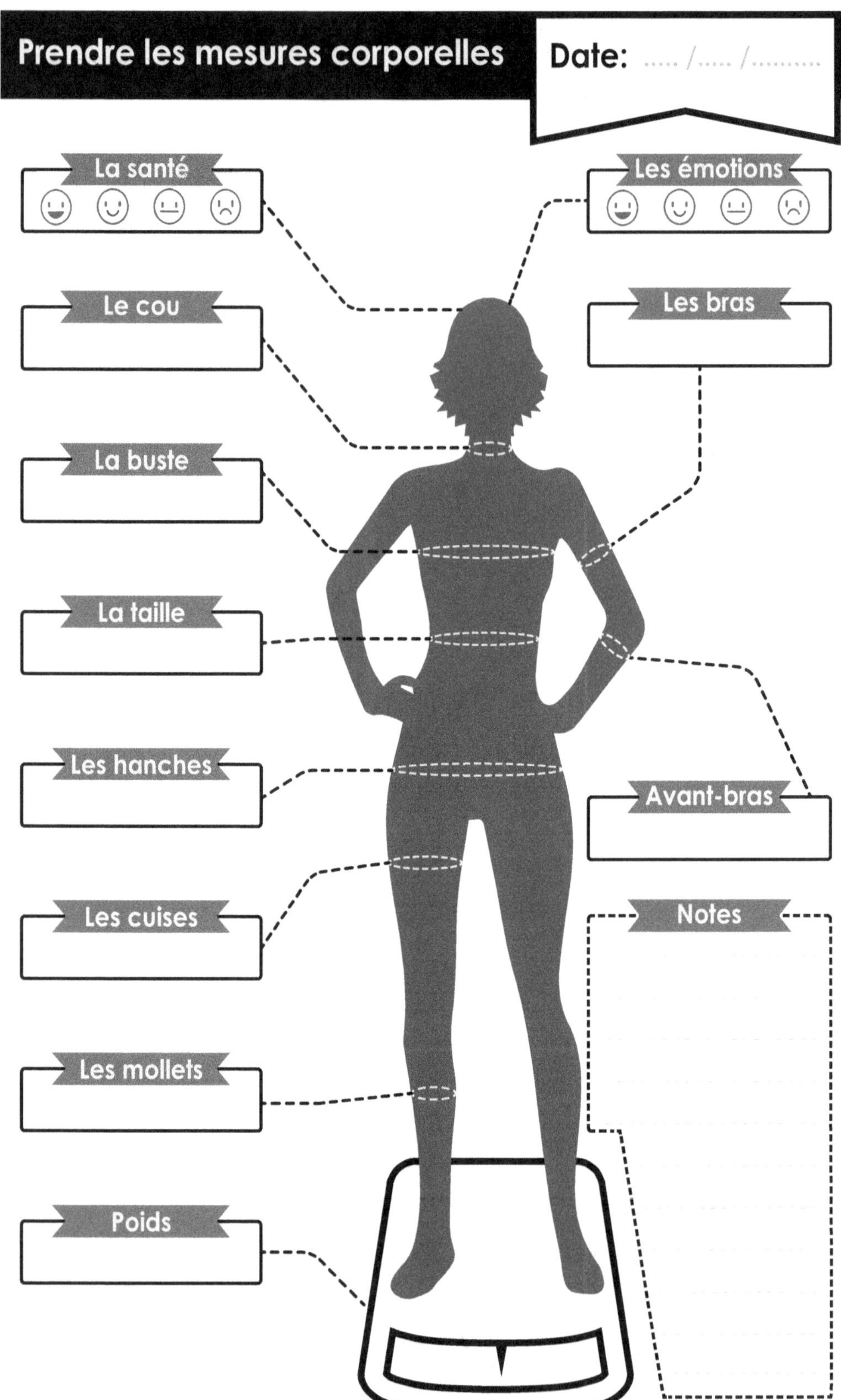

Prendre les mesures corporelles
Date: ..... / ..... / ....
La santé
Les émotions
Le cou
Les bras
La buste
La taille
Les hanches
Avant-bras
Les cuises
Notes
Les mollets
Poids

Prendre les mesures corporelles

Date: ..... / ..... / ....

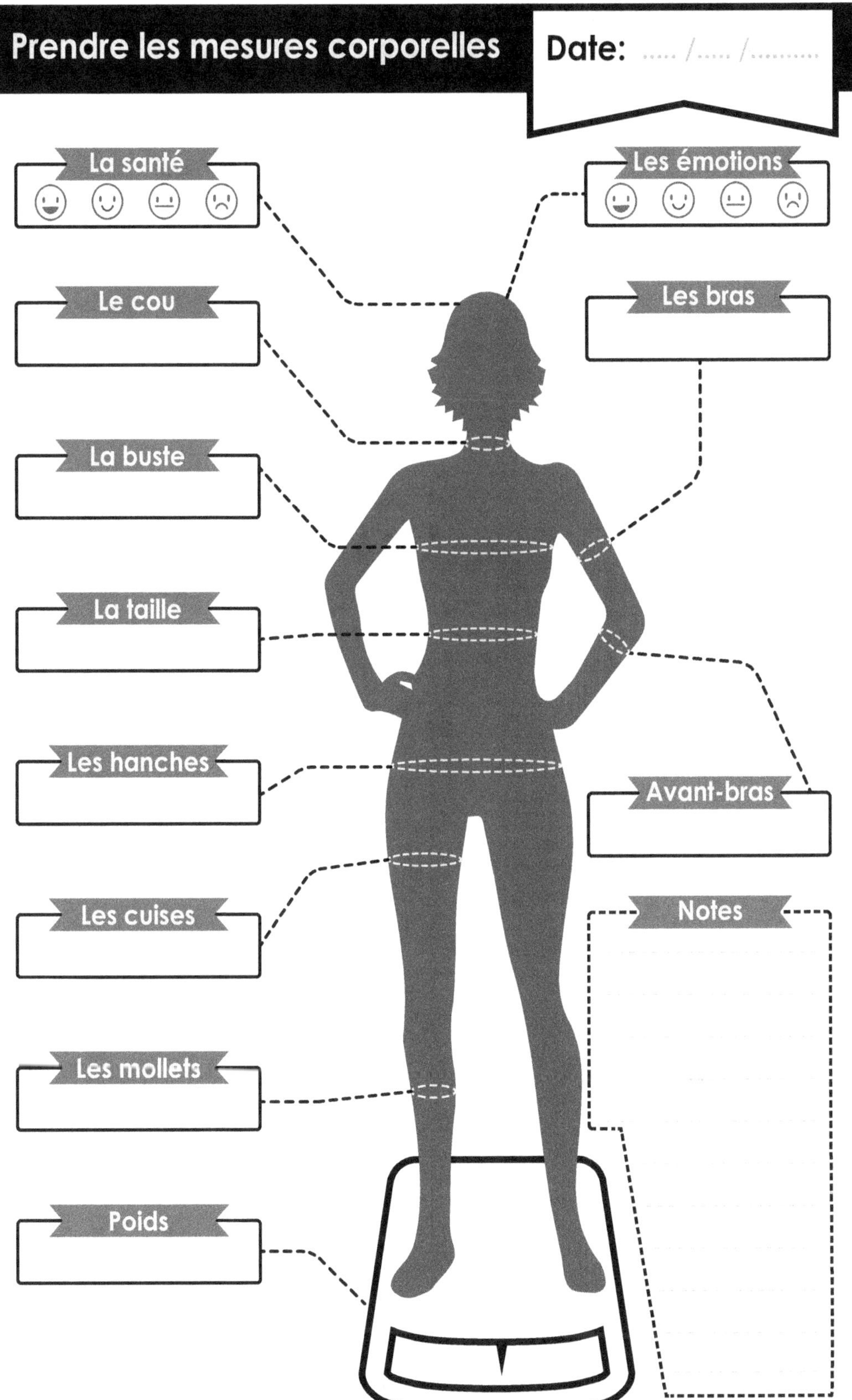

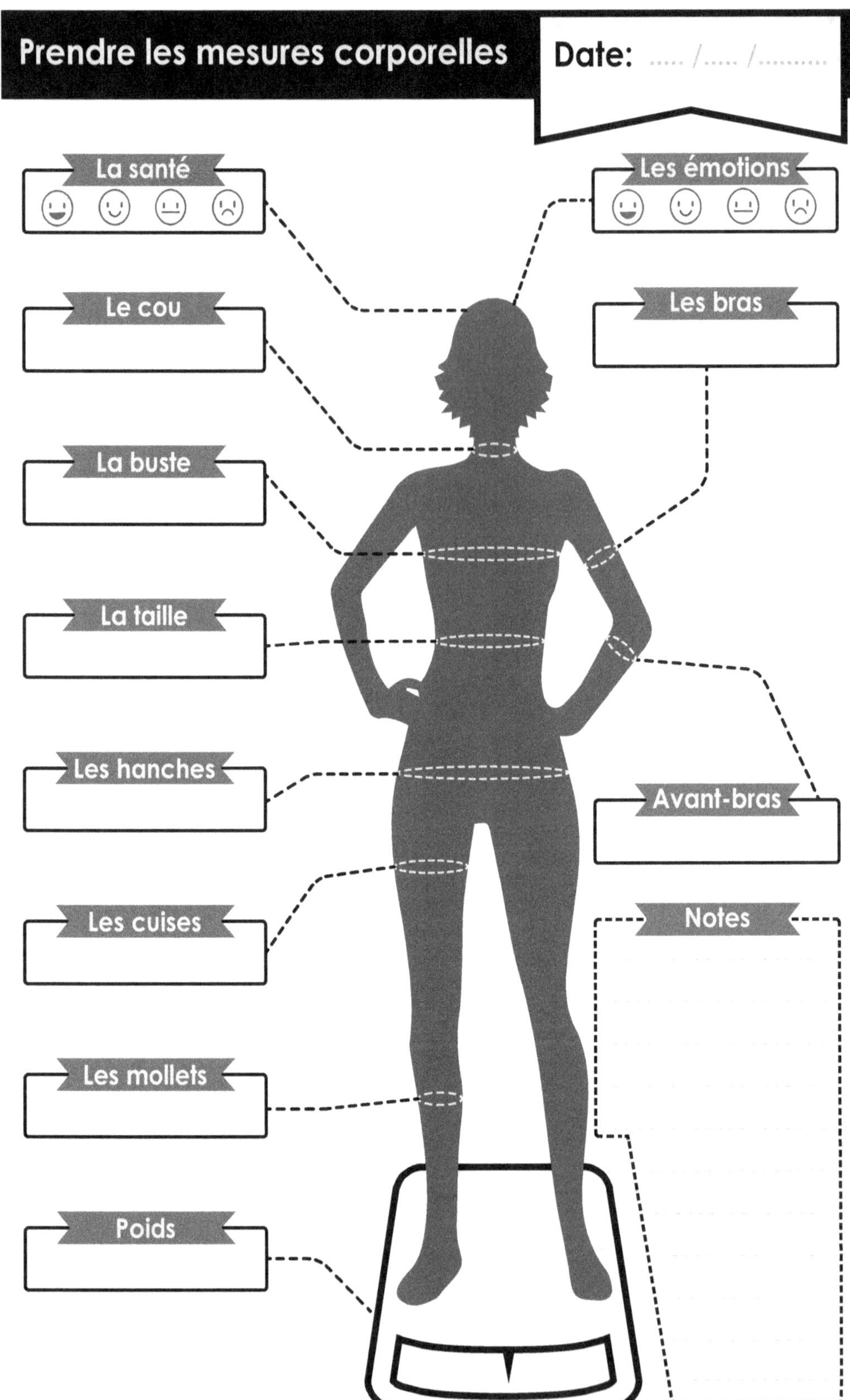

Prendre les mesures corporelles
Date: ..... / ..... / ....
La santé
Les émotions
Le cou
Les bras
La buste
La taille
Les hanches
Avant-bras
Les cuises
Notes
Les mollets
Poids

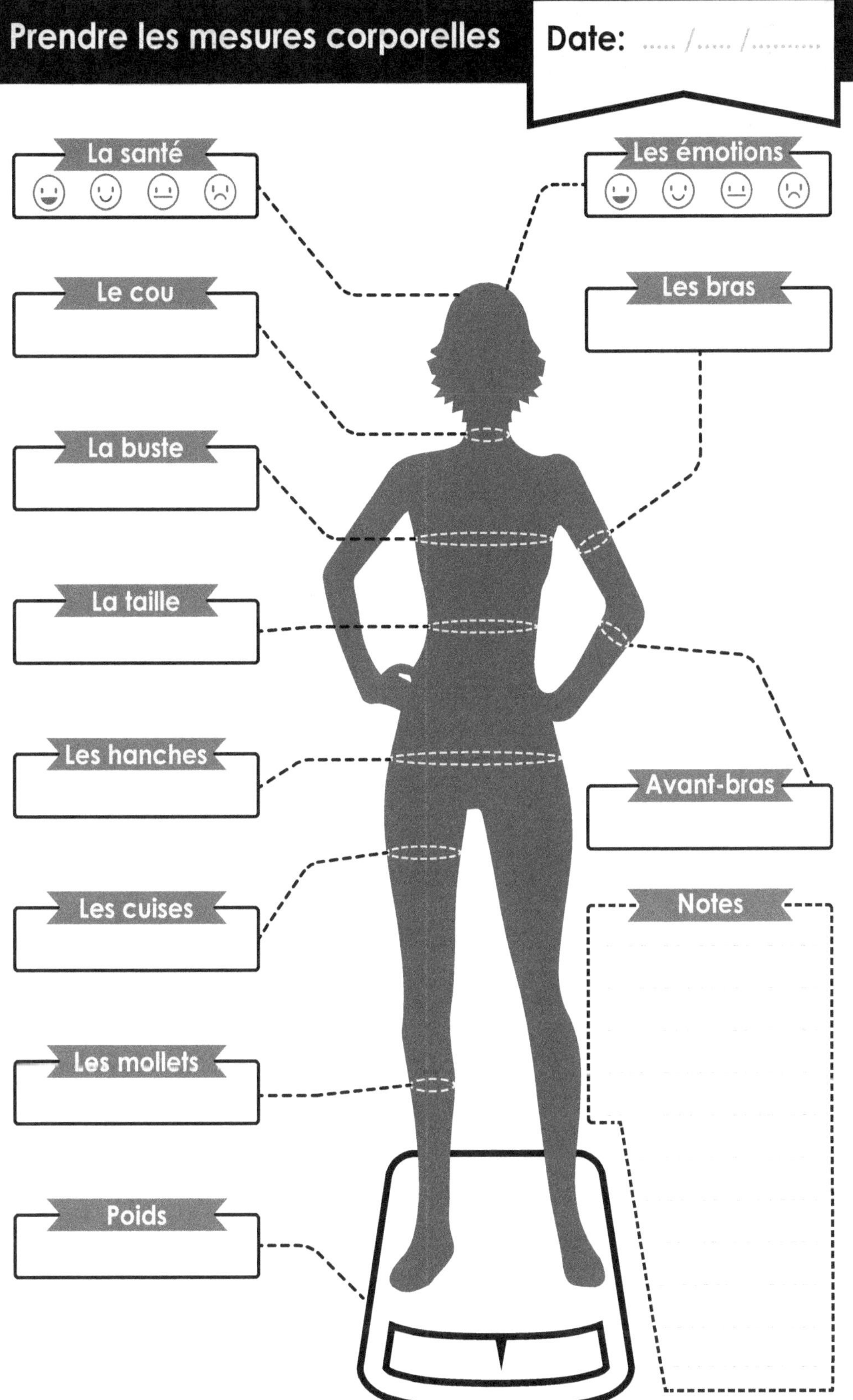

Prendre les mesures corporelles
Date: ..... / ..... / ....
La santé
Les émotions
Le cou
Les bras
La buste
La taille
Les hanches
Avant-bras
Les cuises
Notes
Les mollets
Poids

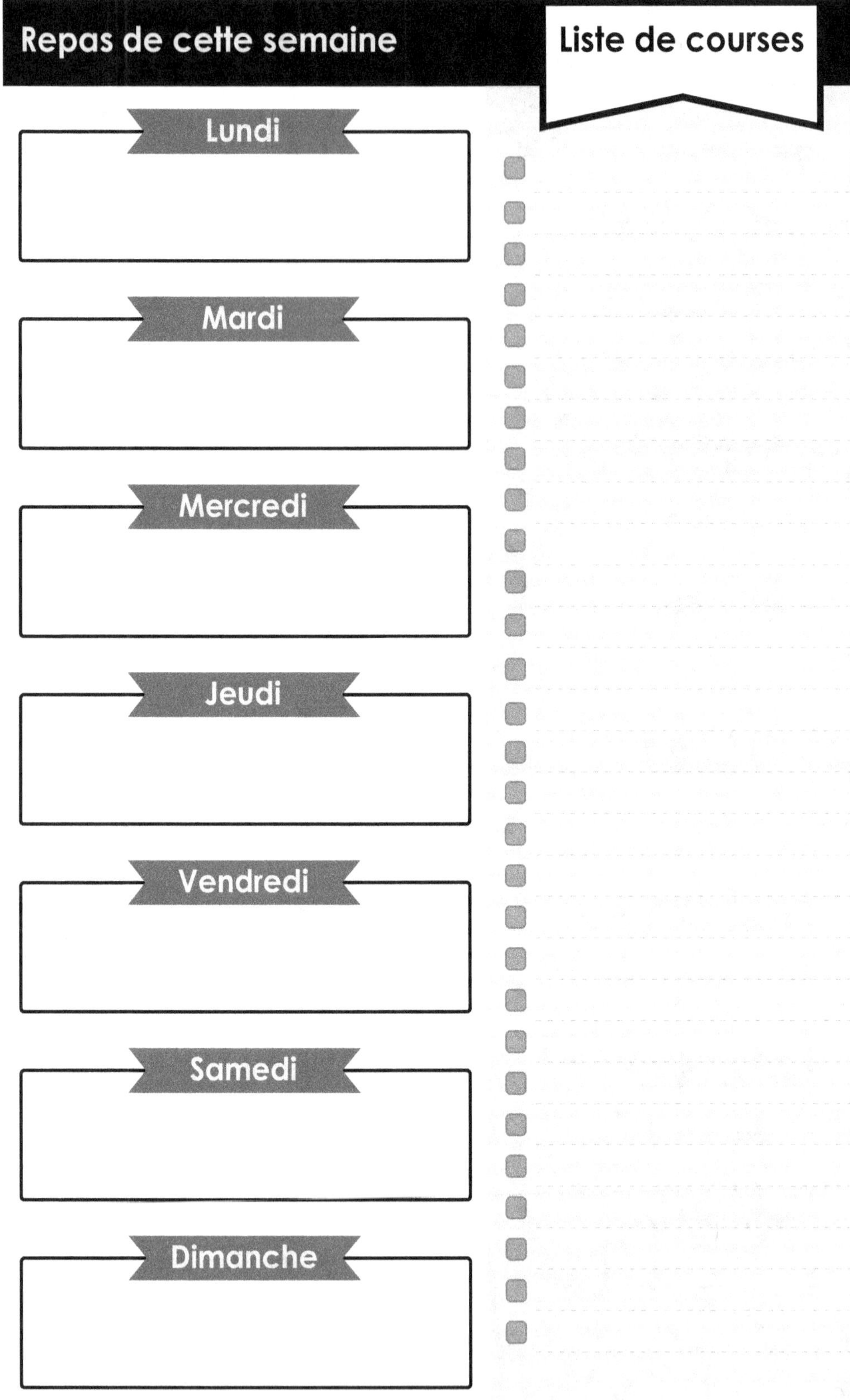

Repas de cette semaine
Liste de courses
Lundi
Mardi
Mercredi
Jeudi
Vendredi
Samedi
Dimanche

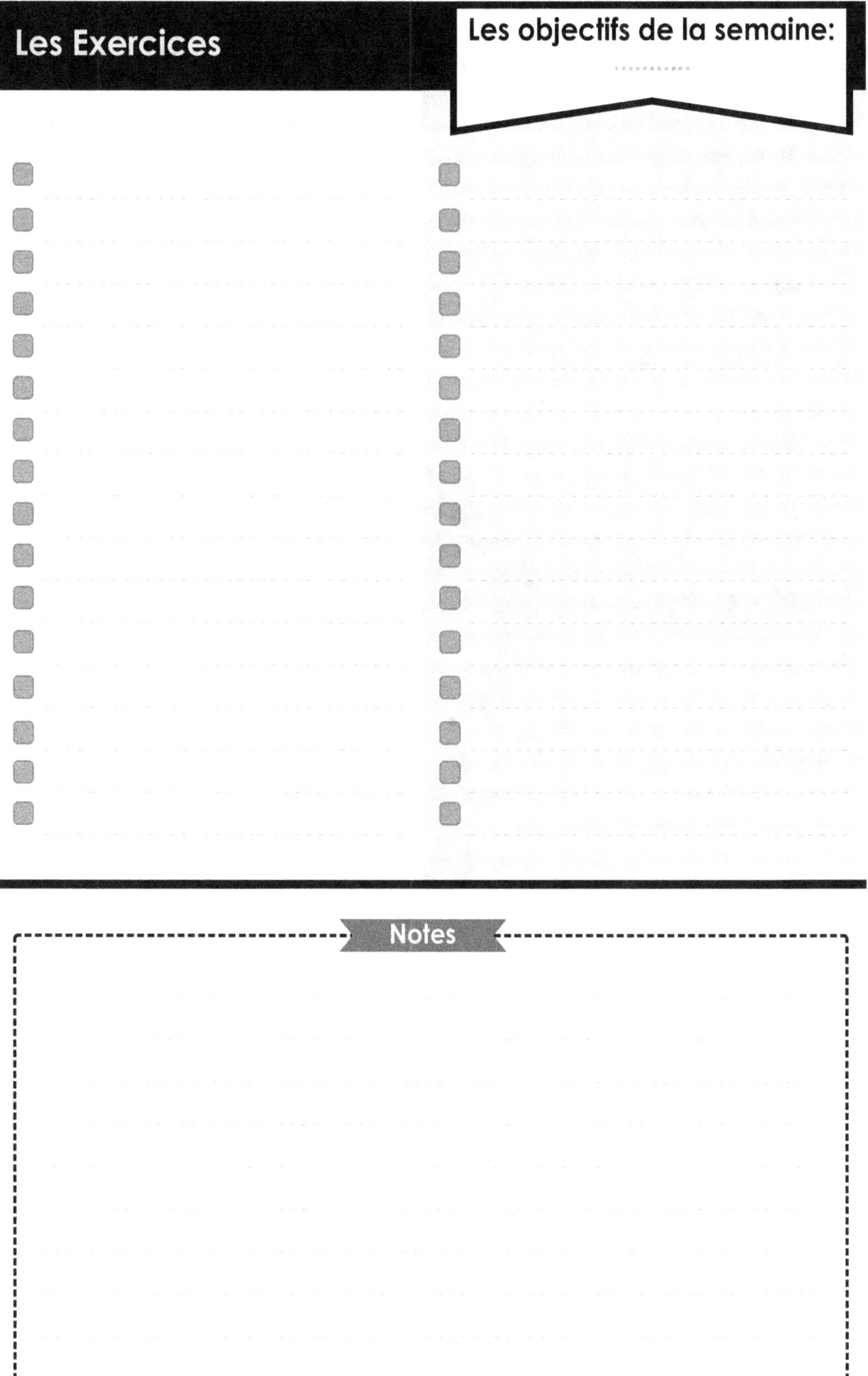

Les Exercices

Les objectifs de la semaine:

Notes

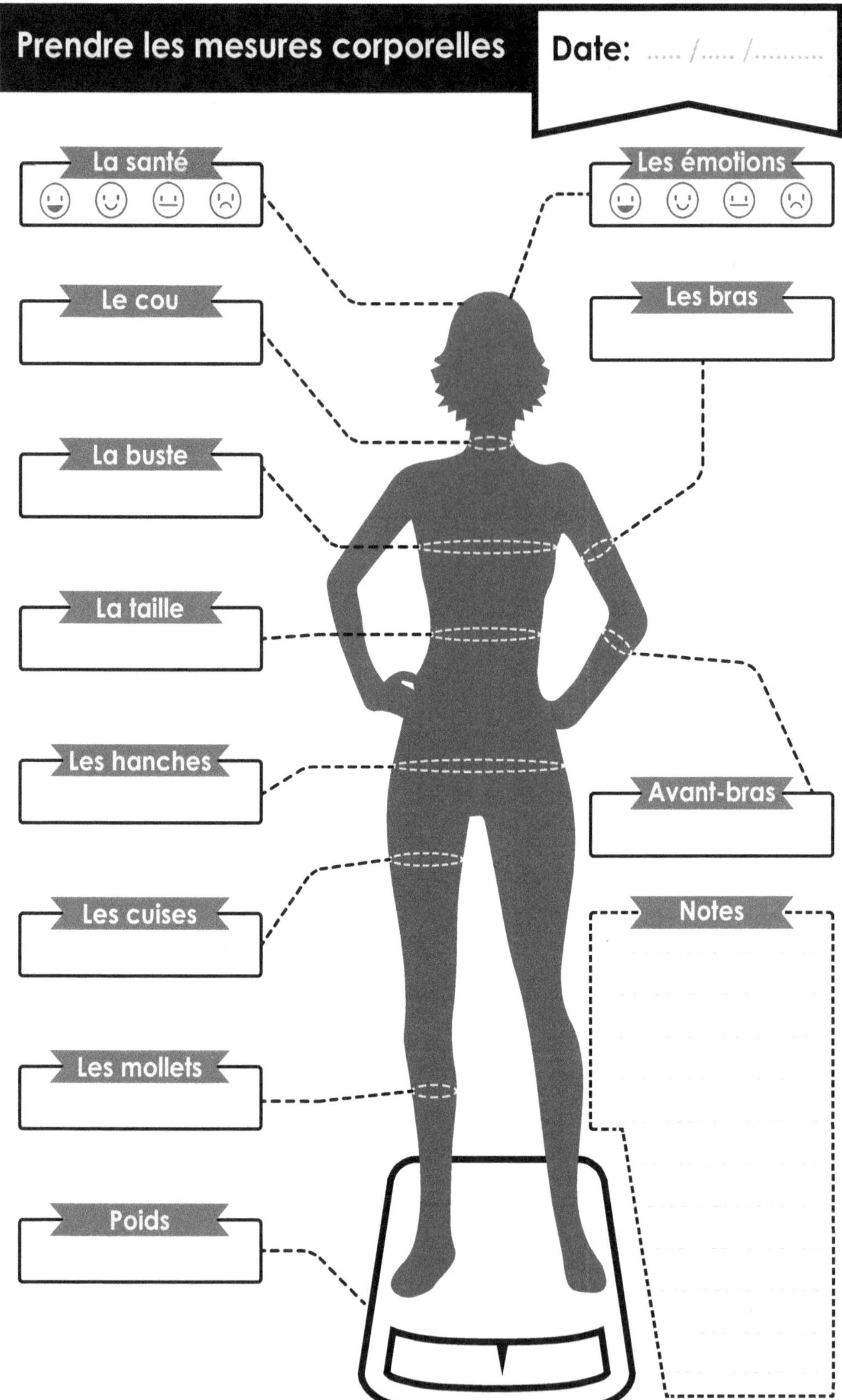

Prendre les mesures corporelles
Date: ..... / ..... / ....
La santé
Les émotions
Le cou
Les bras
La buste
La taille
Les hanches
Avant-bras
Les cuises
Notes
Les mollets
Poids

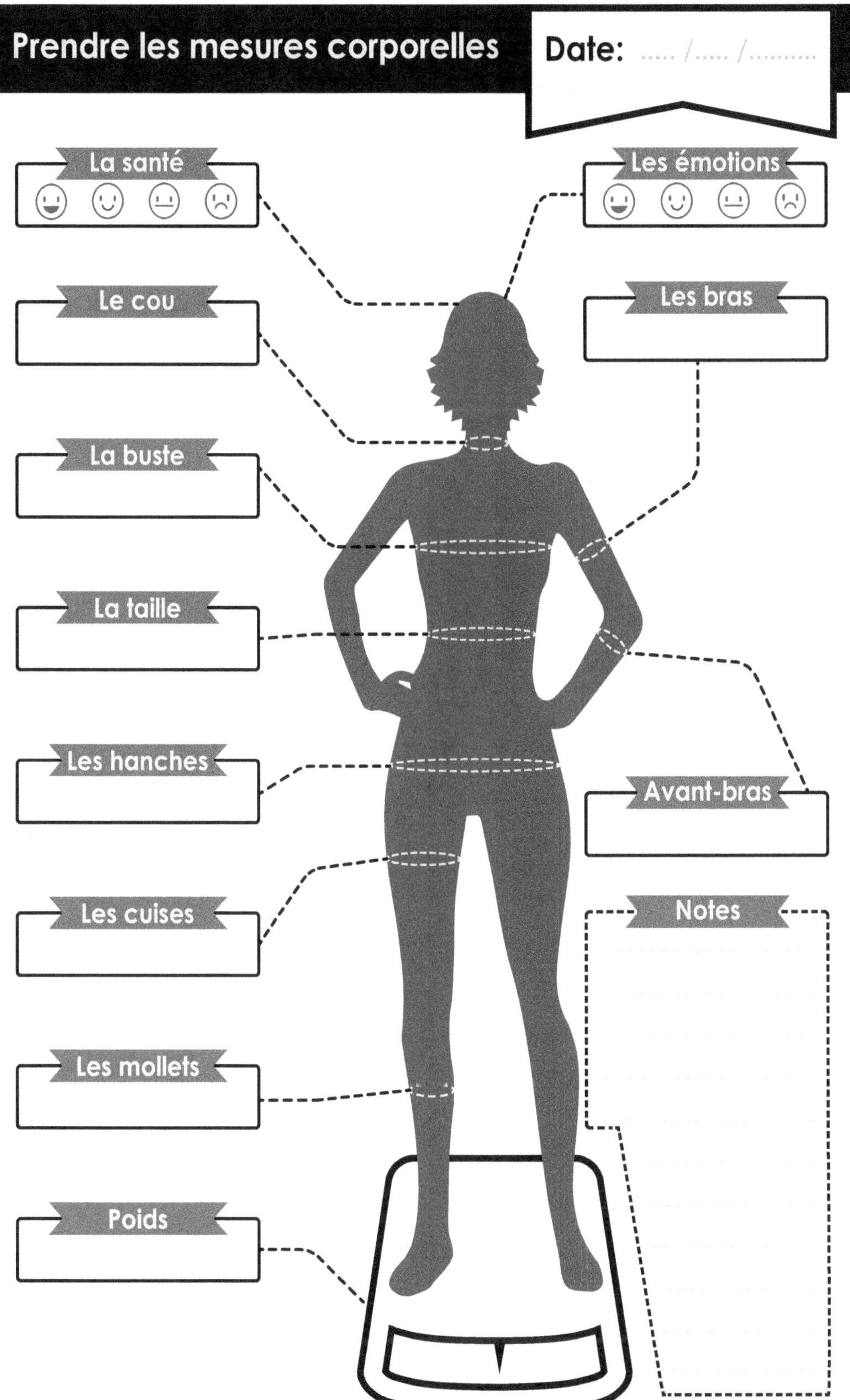

Prendre les mesures corporelles
Date: ..... / ..... / ....
La santé
Les émotions
Le cou
Les bras
La buste
La taille
Les hanches
Avant-bras
Les cuises
Notes
Les mollets
Poids

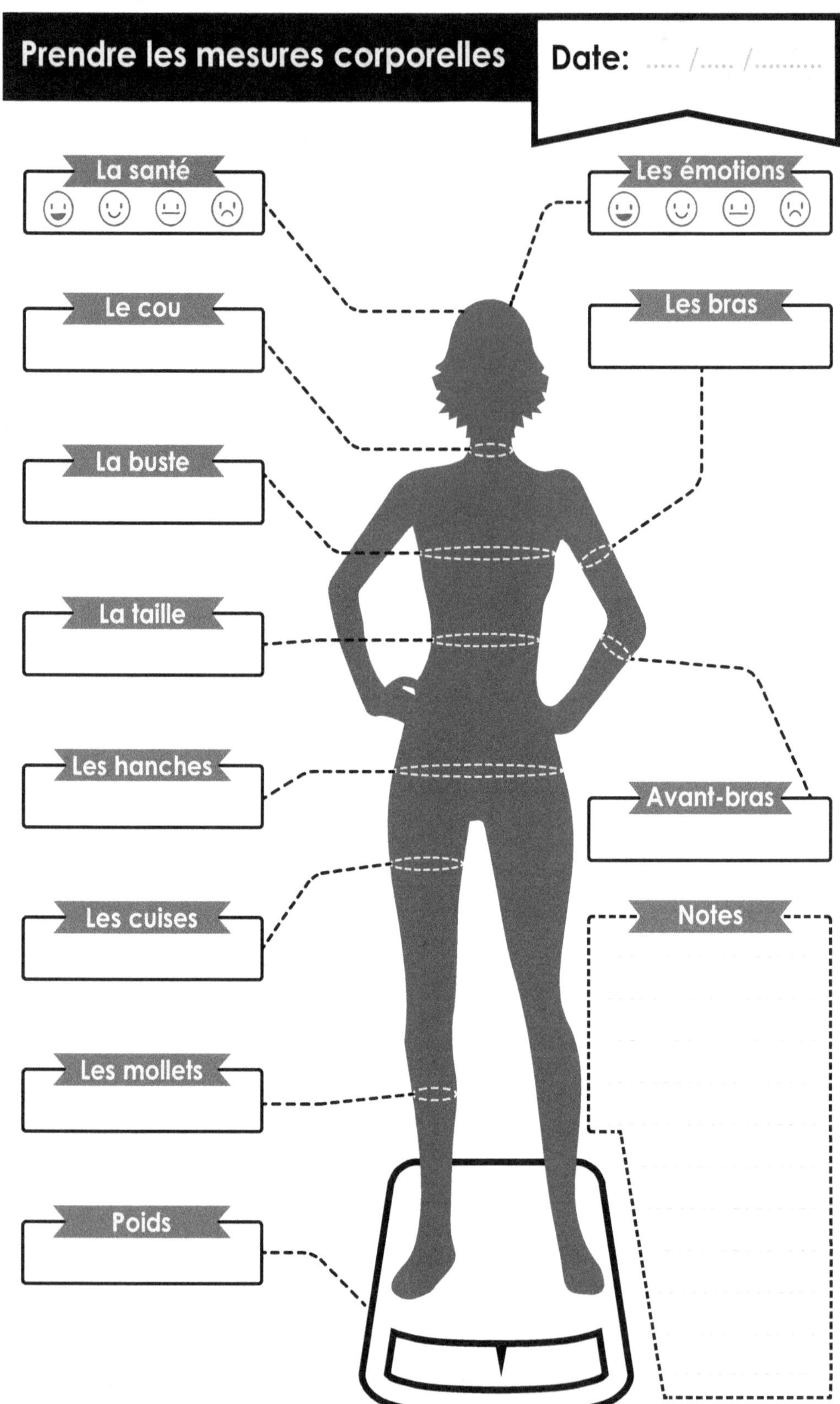

Prendre les mesures corporelles
Date: ..... / ..... / ....
La santé
Les émotions
Le cou
Les bras
La buste
La taille
Les hanches
Avant-bras
Les cuises
Notes
Les mollets
Poids

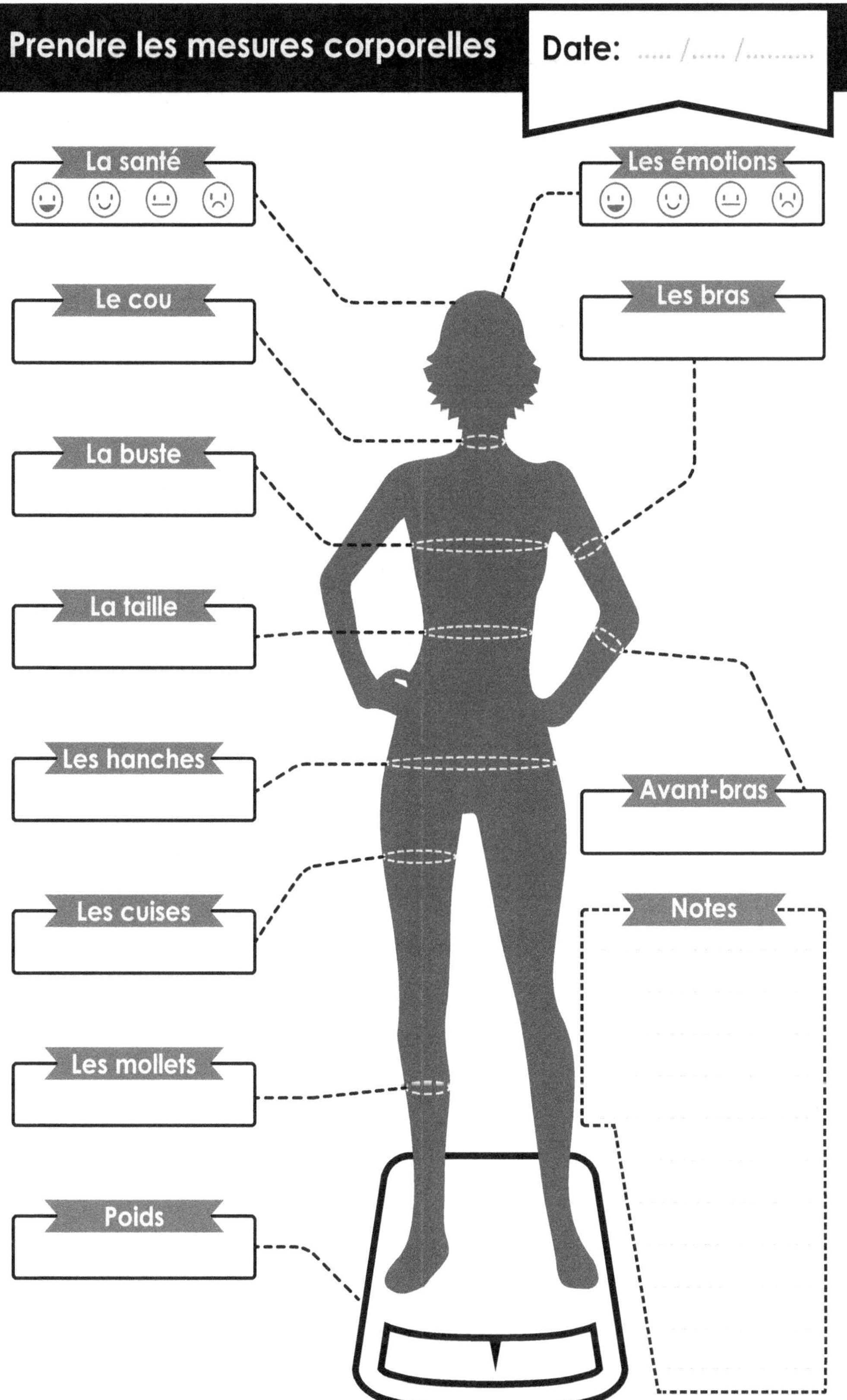

Prendre les mesures corporelles
Date: ..... / ..... / ....
La santé
Les émotions
Le cou
Les bras
La buste
La taille
Les hanches
Avant-bras
Les cuises
Notes
Les mollets
Poids

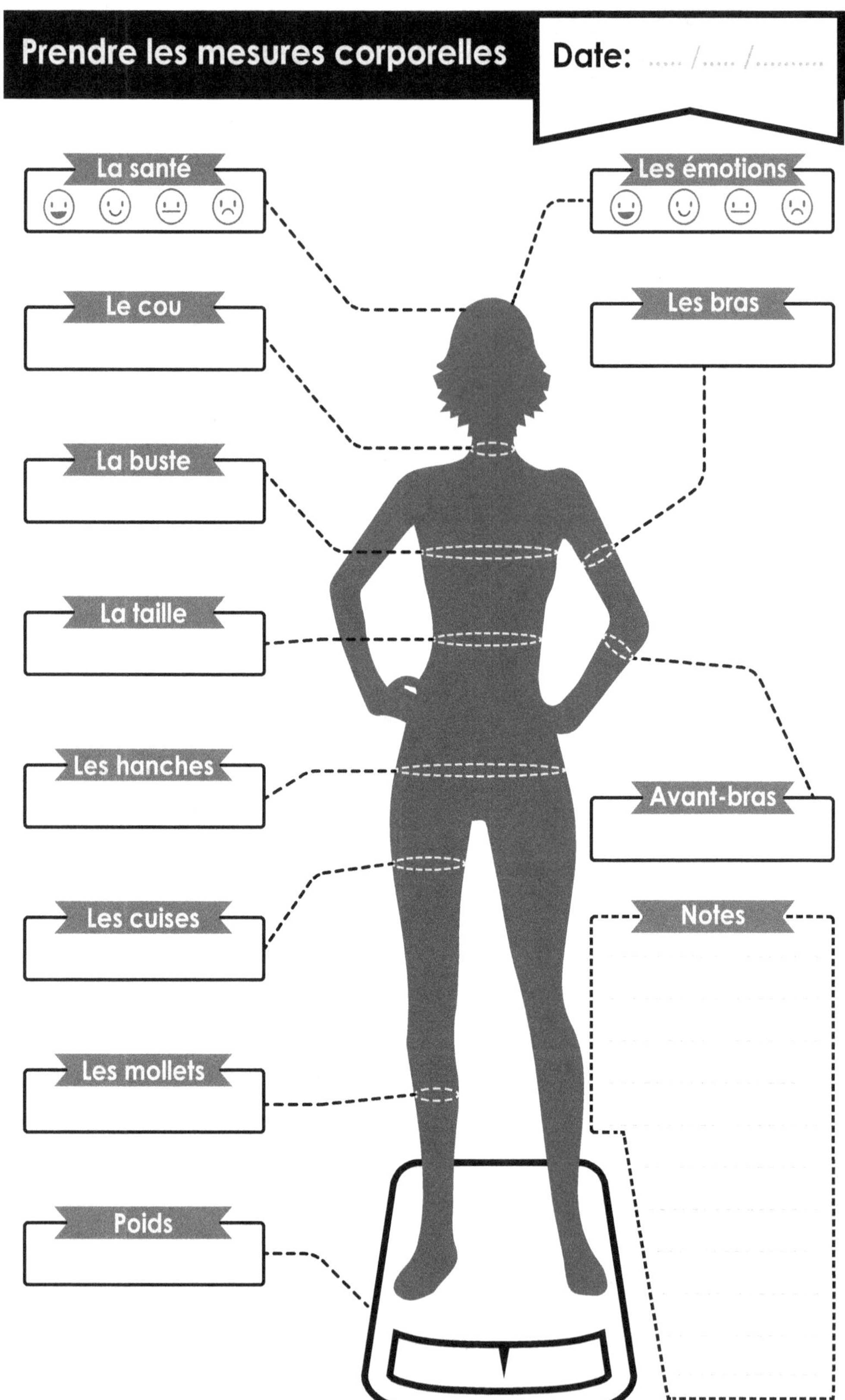

Prendre les mesures corporelles
Date: ...... / ...... / ....
La santé
Les émotions
Le cou
Les bras
La buste
La taille
Les hanches
Avant-bras
Les cuises
Notes
Les mollets
Poids

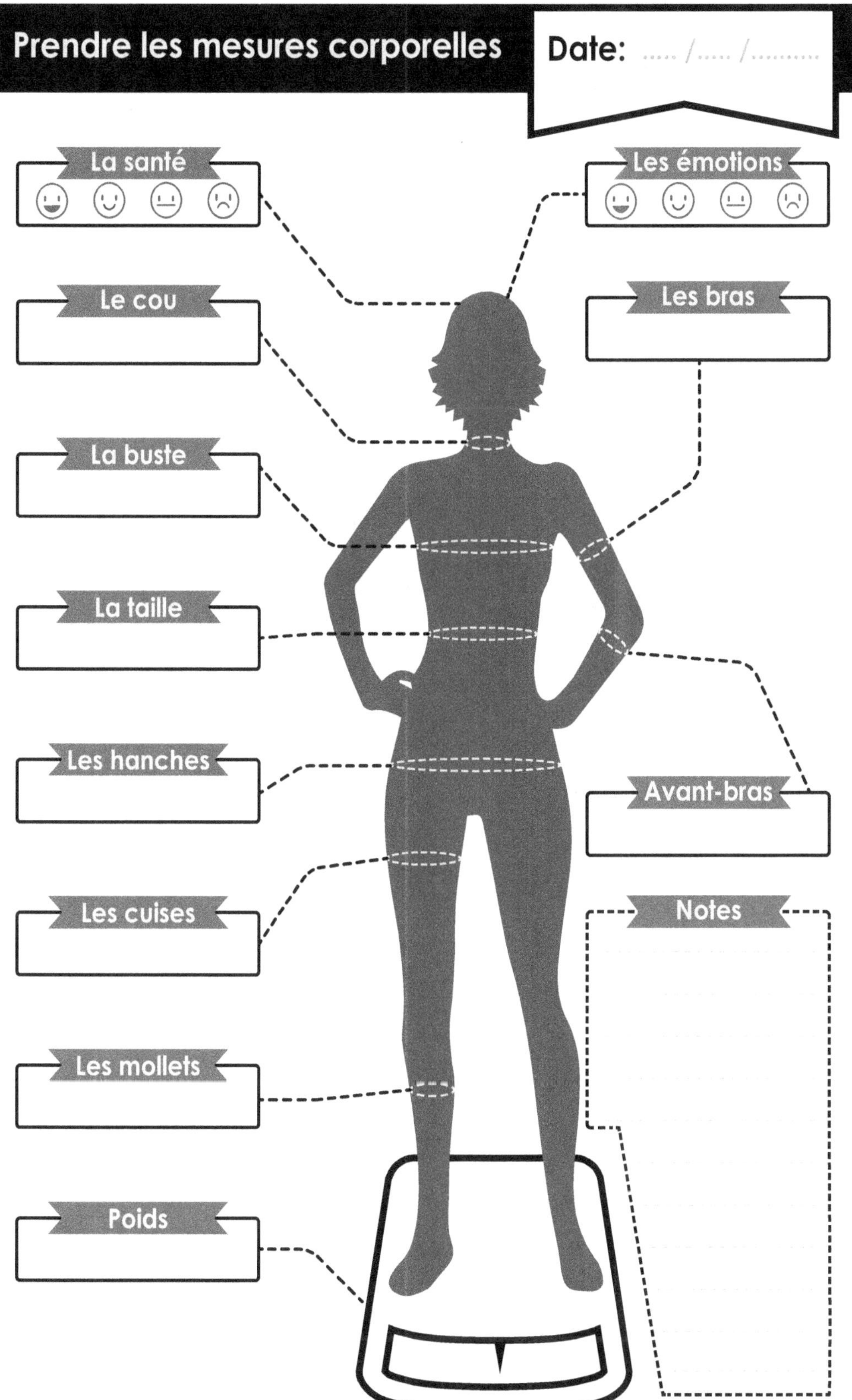

Prendre les mesures corporelles
Date: ..... /..... /..........
La santé
Les émotions
Le cou
Les bras
La buste
La taille
Les hanches
Avant-bras
Les cuises
Notes
Les mollets
Poids

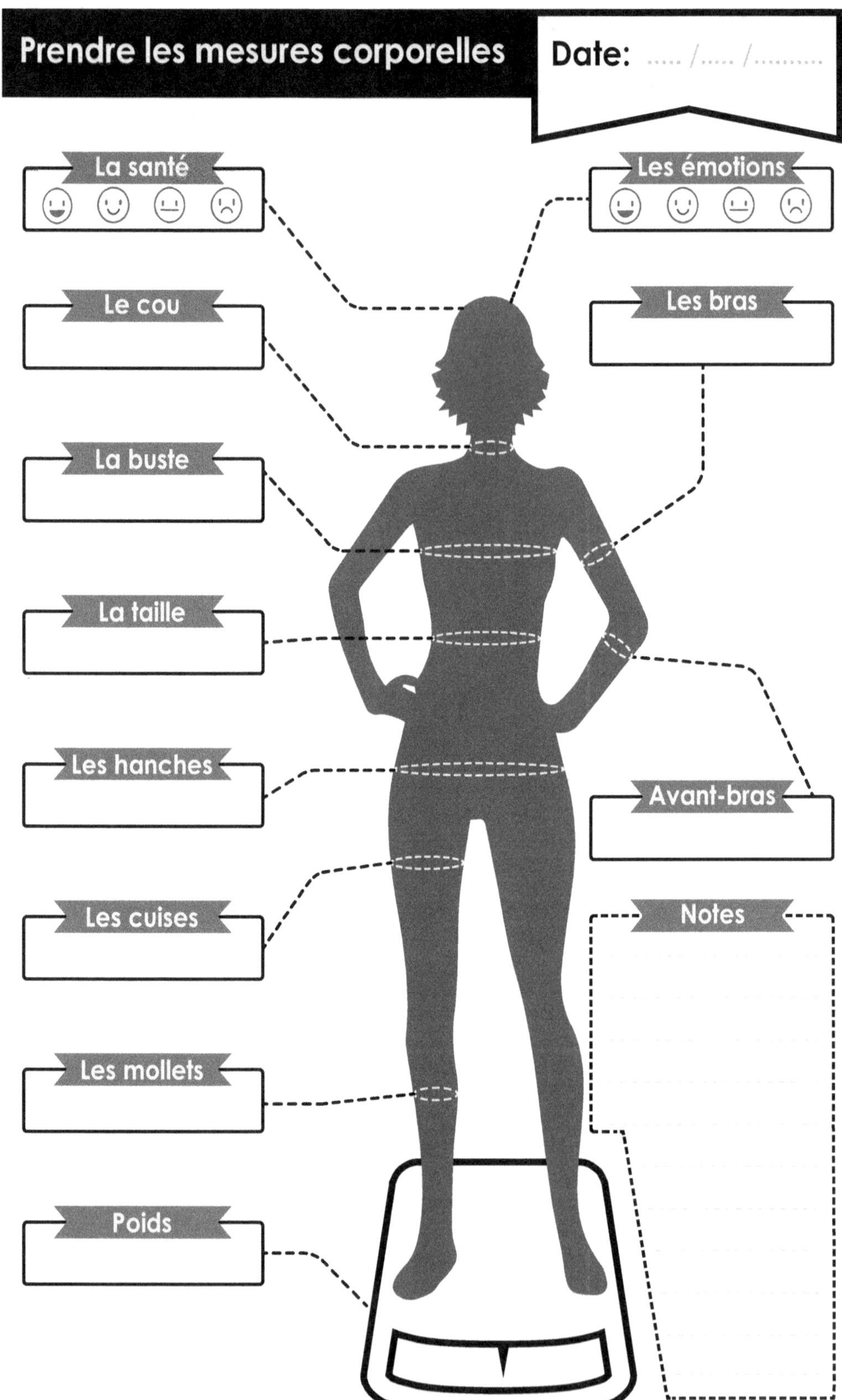

Prendre les mesures corporelles
Date: ..... / ..... / ....
La santé
Les émotions
Le cou
Les bras
La buste
La taille
Les hanches
Avant-bras
Les cuises
Notes
Les mollets
Poids

Les Exercices

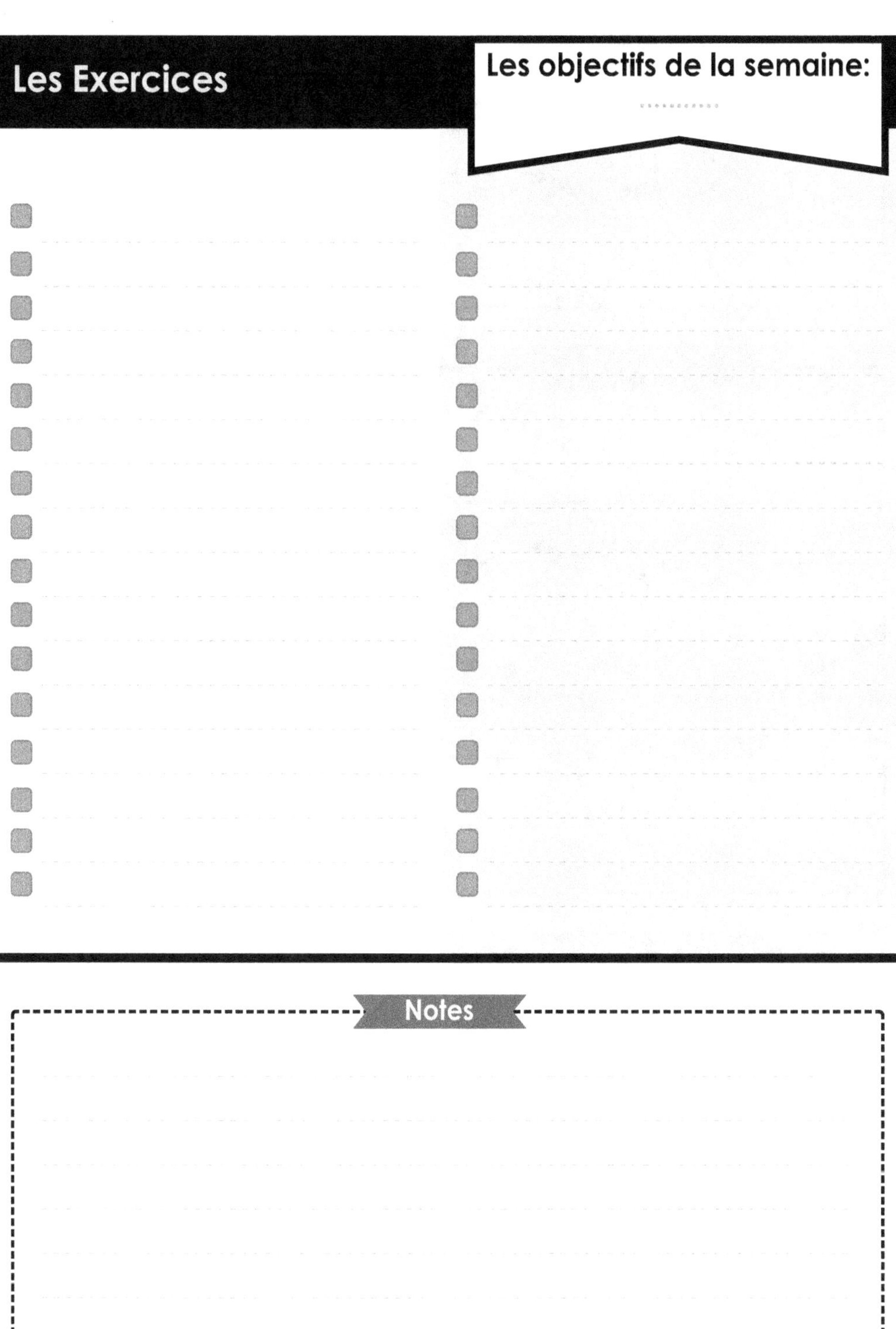

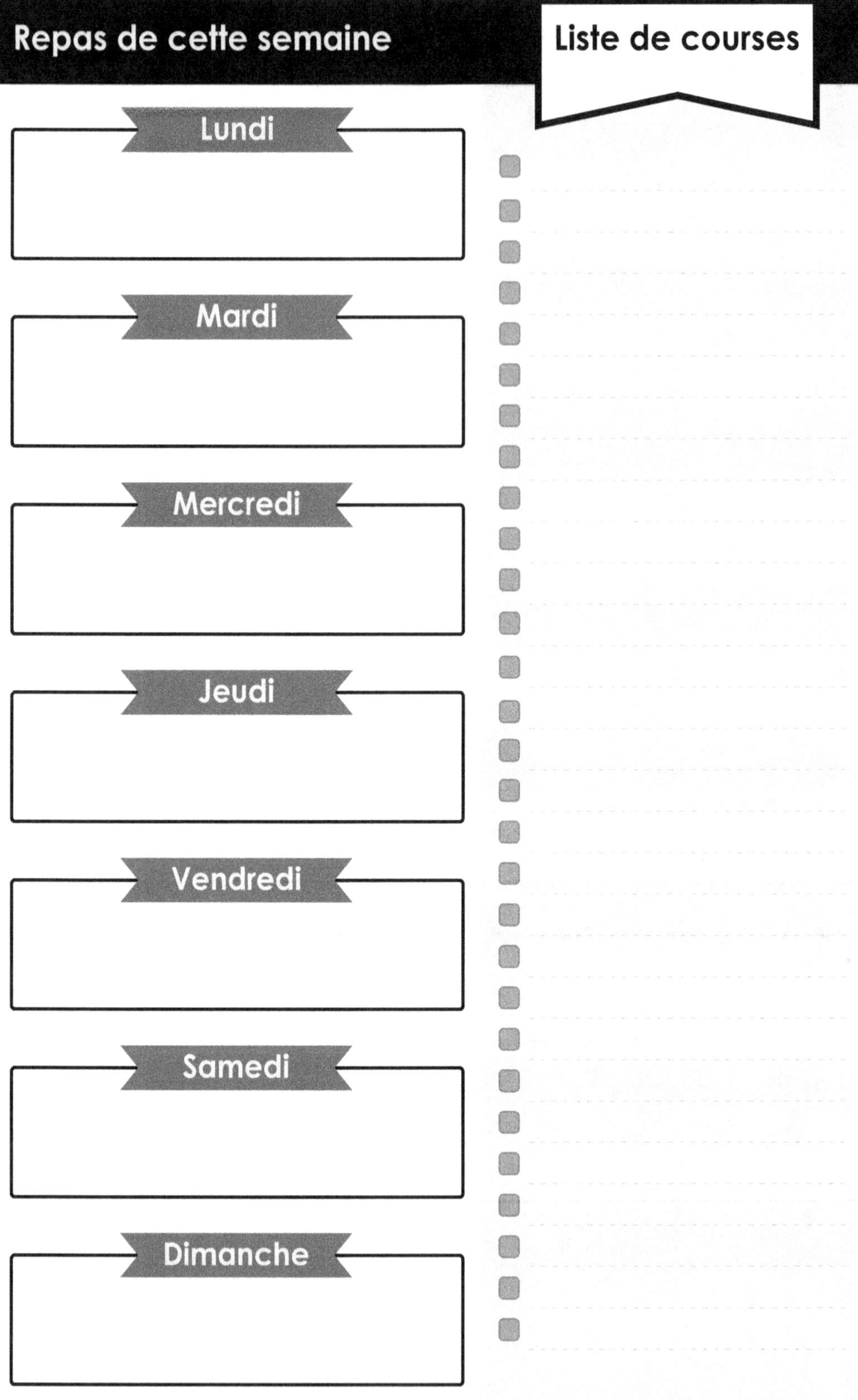

Repas de cette semaine
Liste de courses
Lundi
Mardi
Mercredi
Jeudi
Vendredi
Samedi
Dimanche

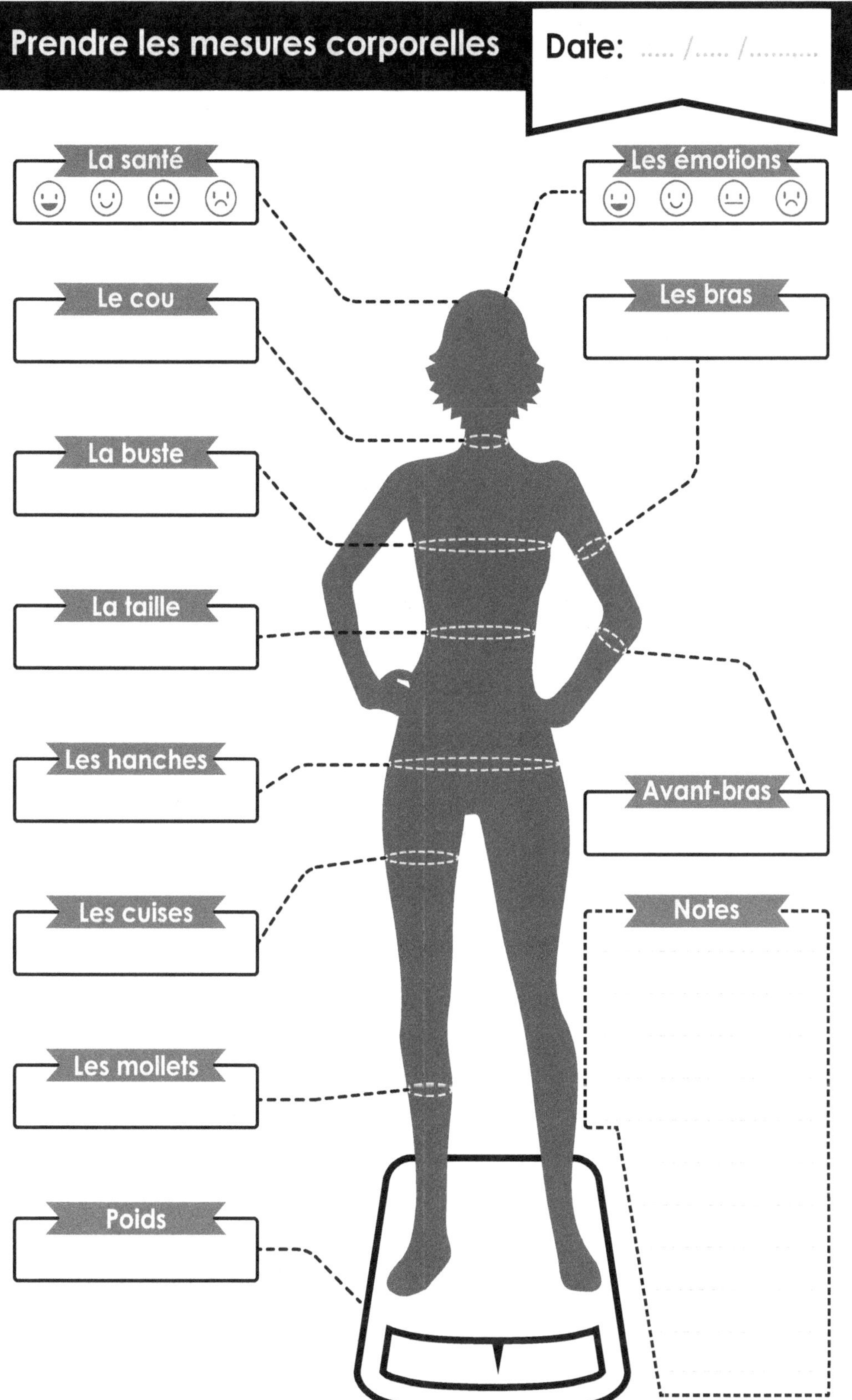

Prendre les mesures corporelles
Date: ..... / ..... / ....
La santé
Les émotions
Le cou
Les bras
La buste
La taille
Les hanches
Avant-bras
Les cuises
Notes
Les mollets
Poids

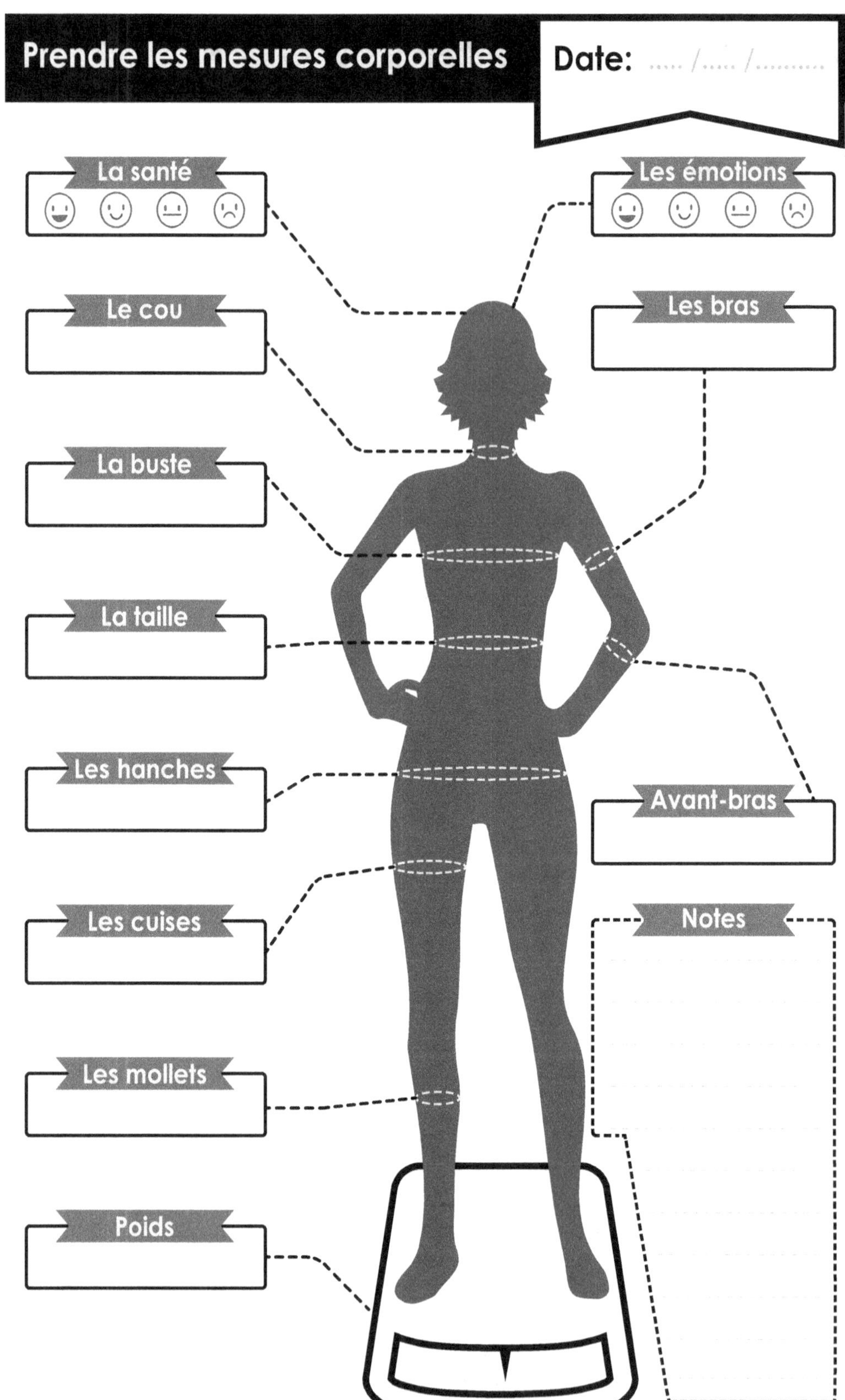

Prendre les mesures corporelles
Date: ...... / ...... / ....
La santé
Les émotions
Le cou
Les bras
La buste
La taille
Avant-bras
Les hanches
Les cuises
Notes
Les mollets
Poids

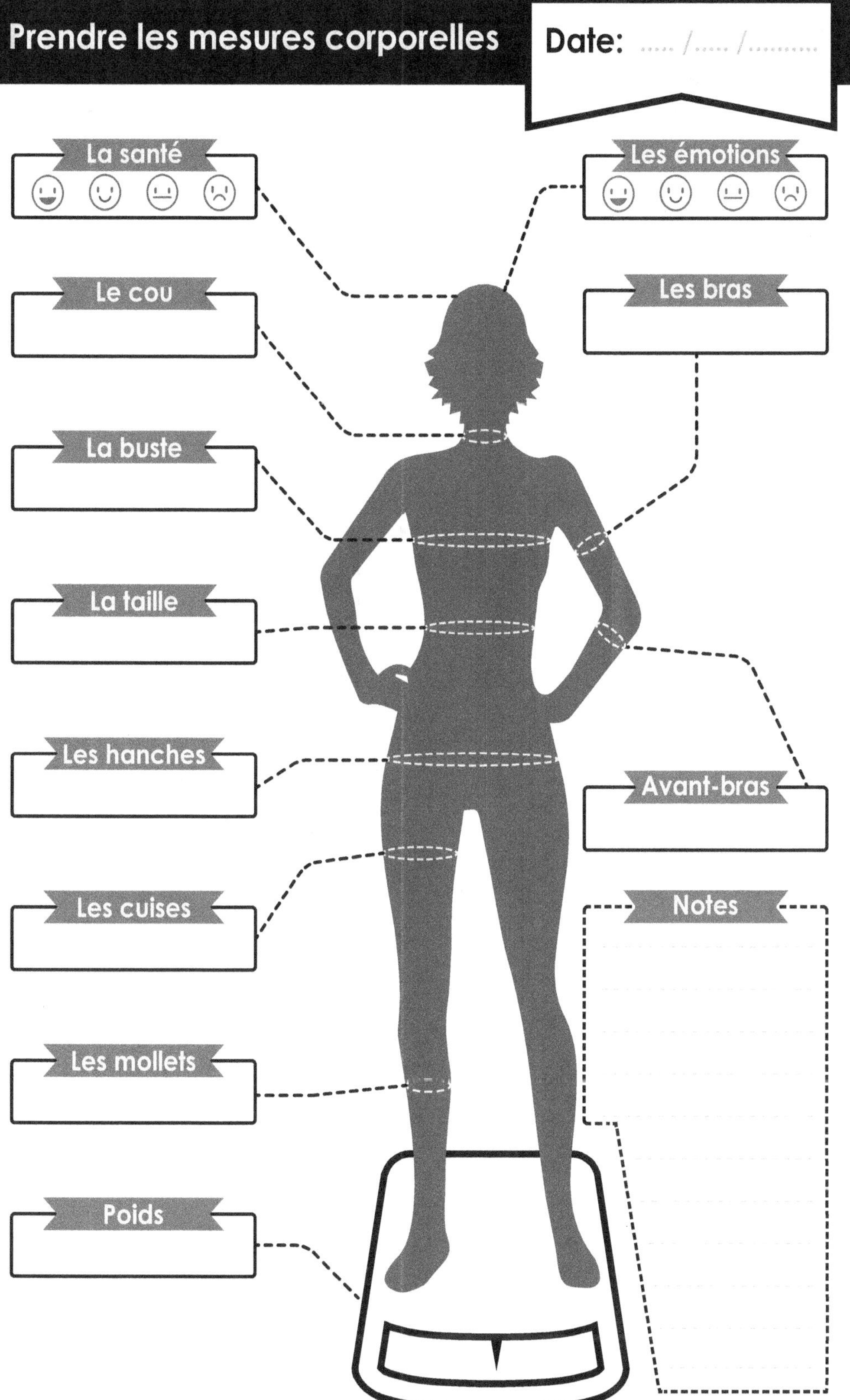

Prendre les mesures corporelles
Date: ..... / ..... / ....
La santé
Les émotions
Le cou
Les bras
La buste
La taille
Avant-bras
Les hanches
Notes
Les cuises
Les mollets
Poids

Prendre les mesures corporelles

Date: ..... / ..... / ....

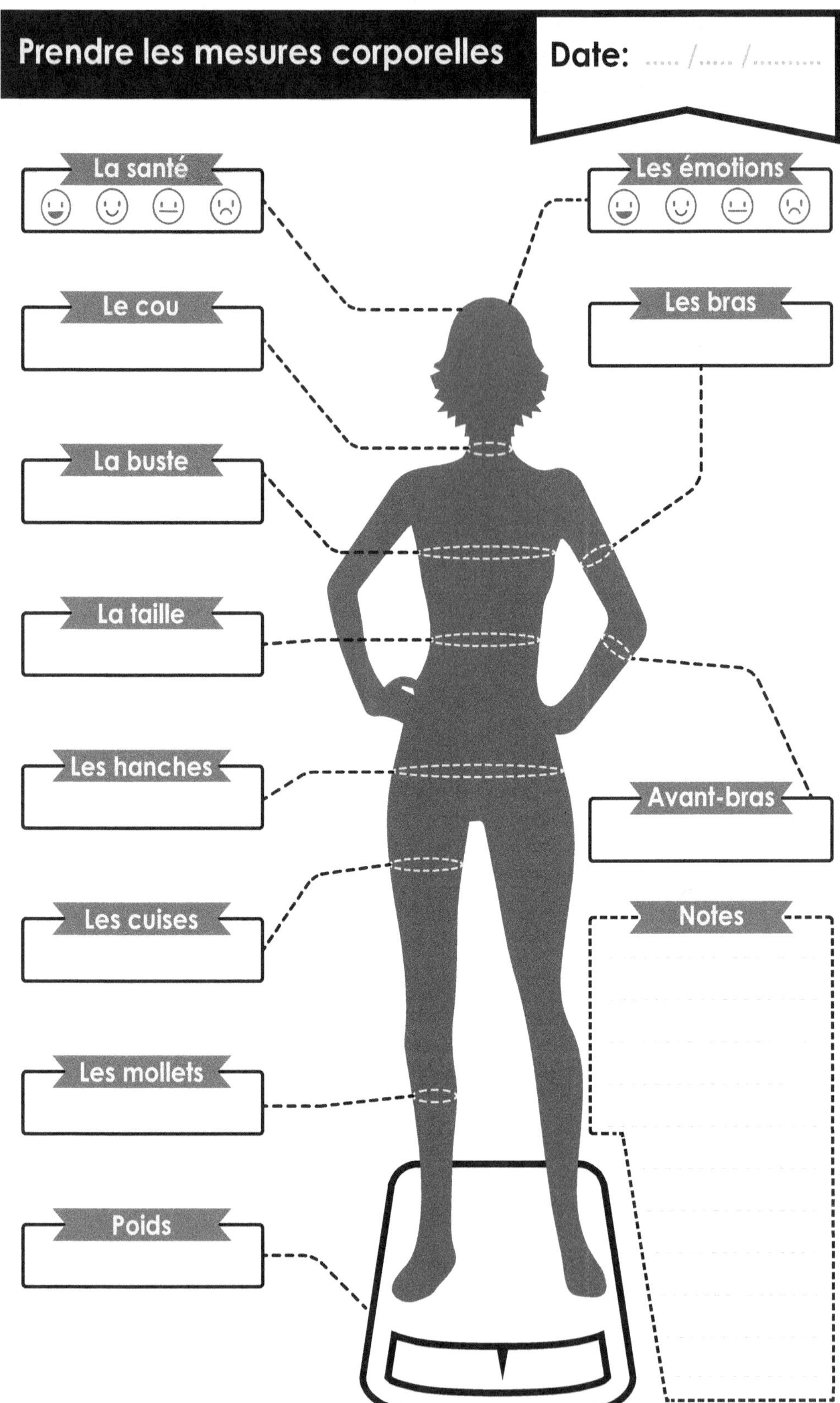

Prendre les mesures corporelles

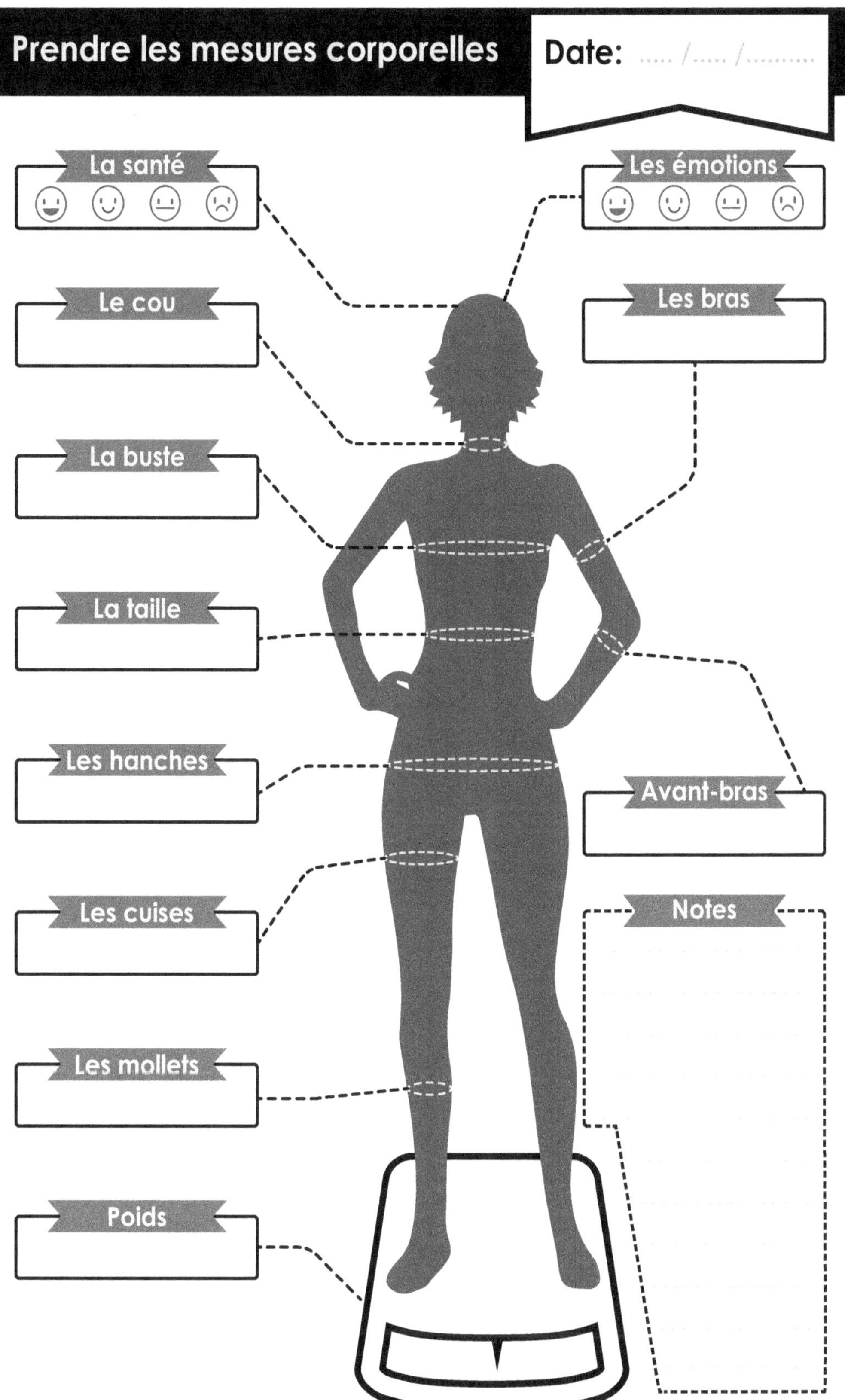

Prendre les mesures corporelles

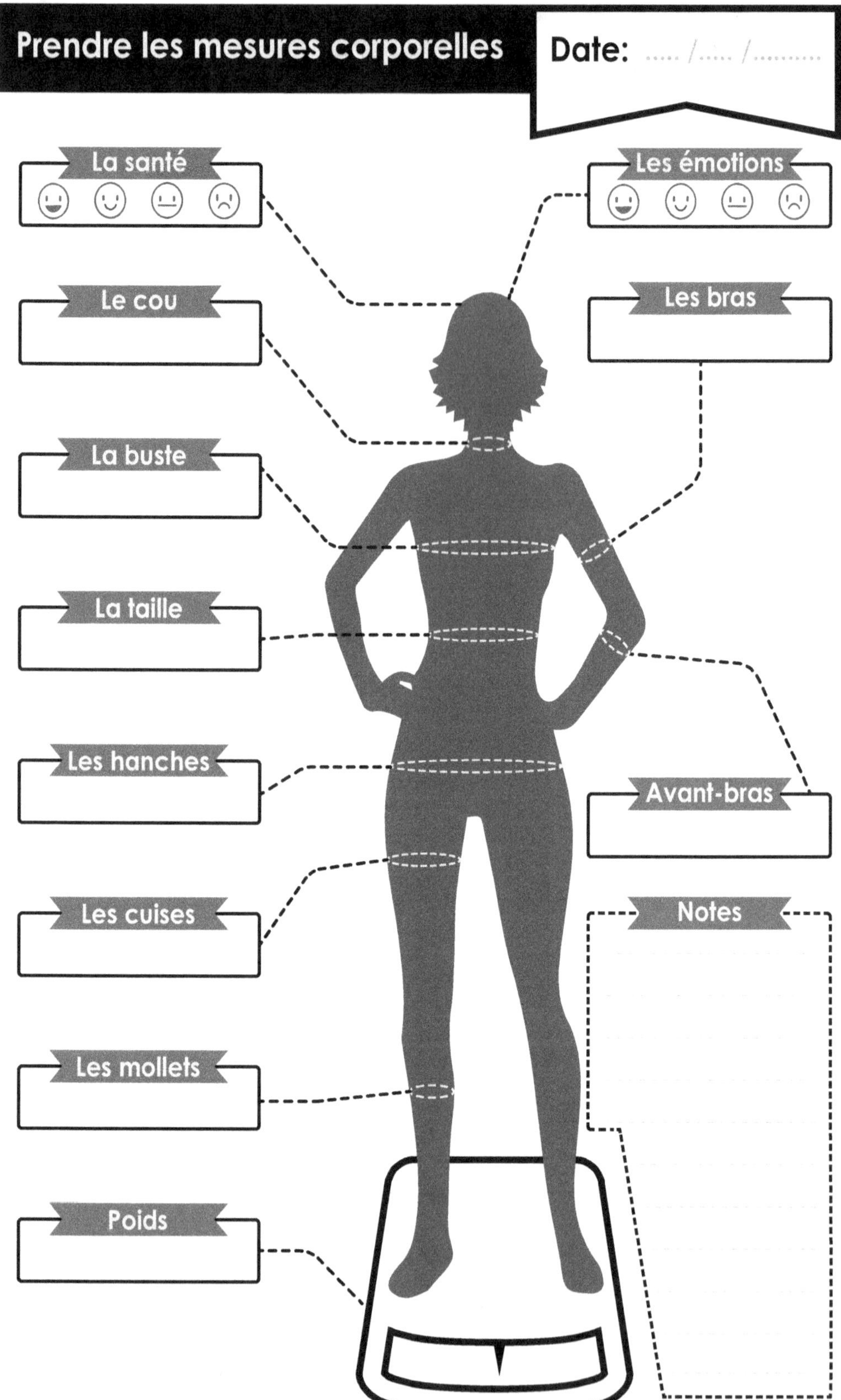

Prendre les mesures corporelles

Date: ..... / ..... / ....

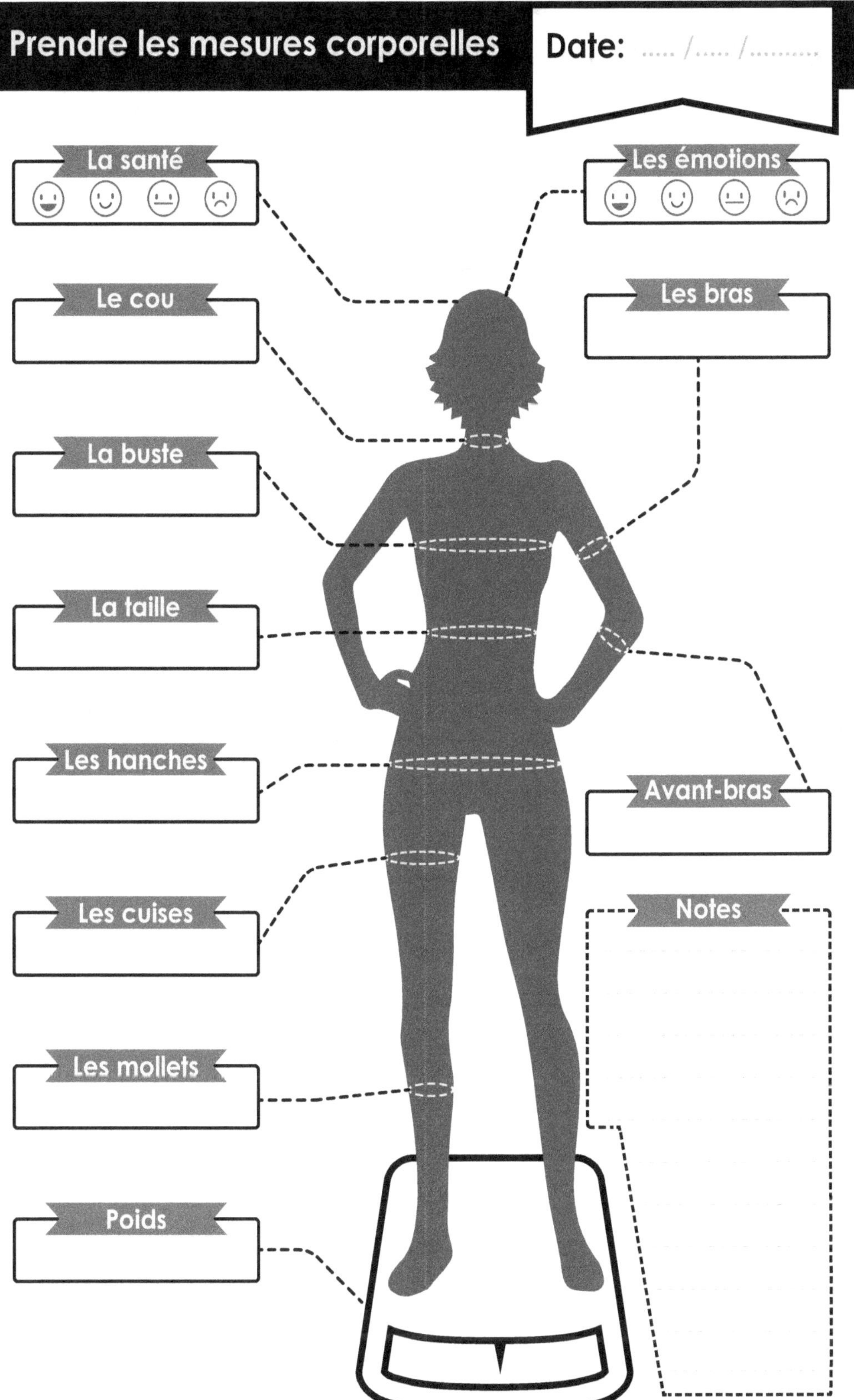

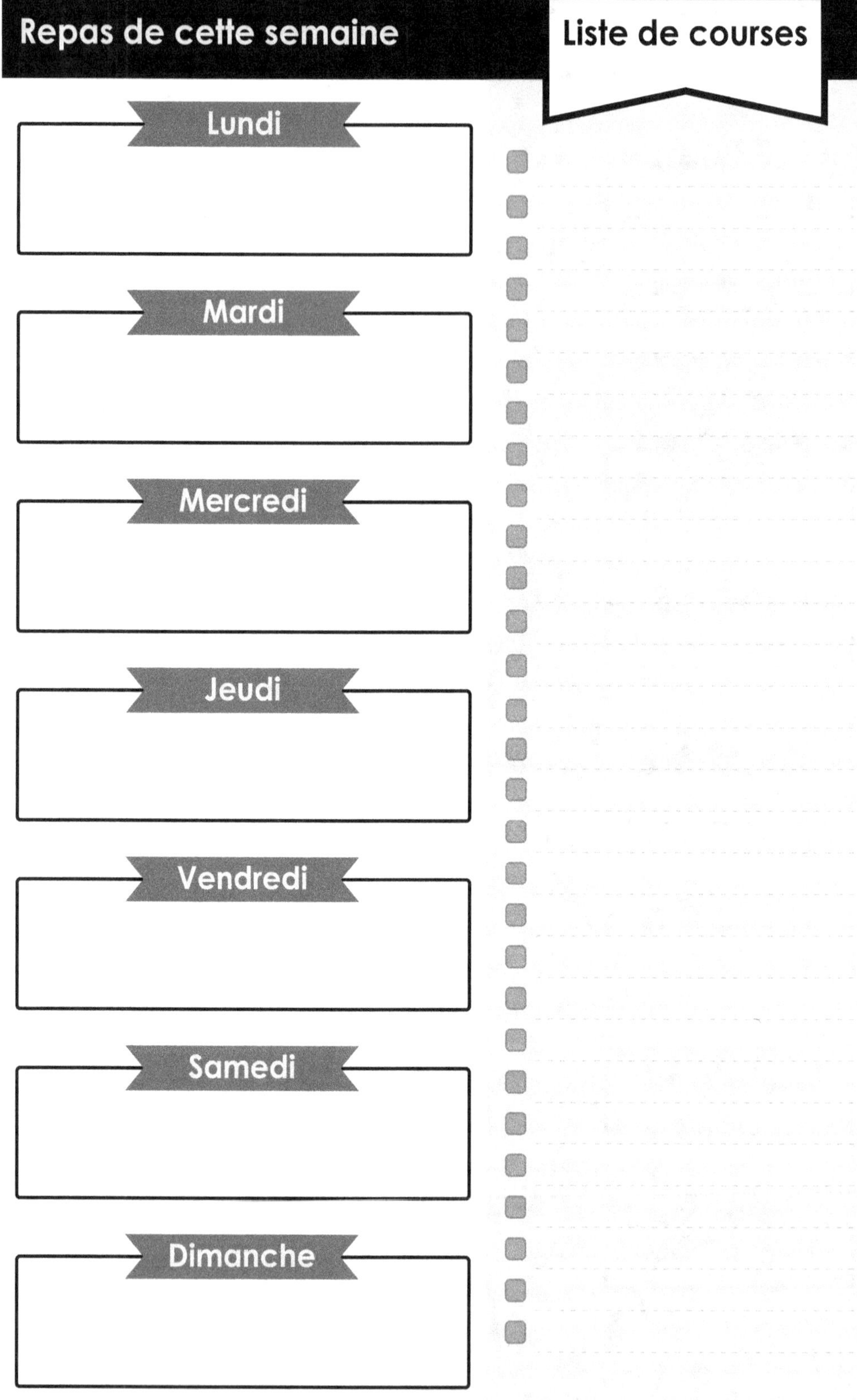

Repas de cette semaine
Liste de courses
Lundi
Mardi
Mercredi
Jeudi
Vendredi
Samedi
Dimanche

Les Exercices

Les objectifs de la semaine:

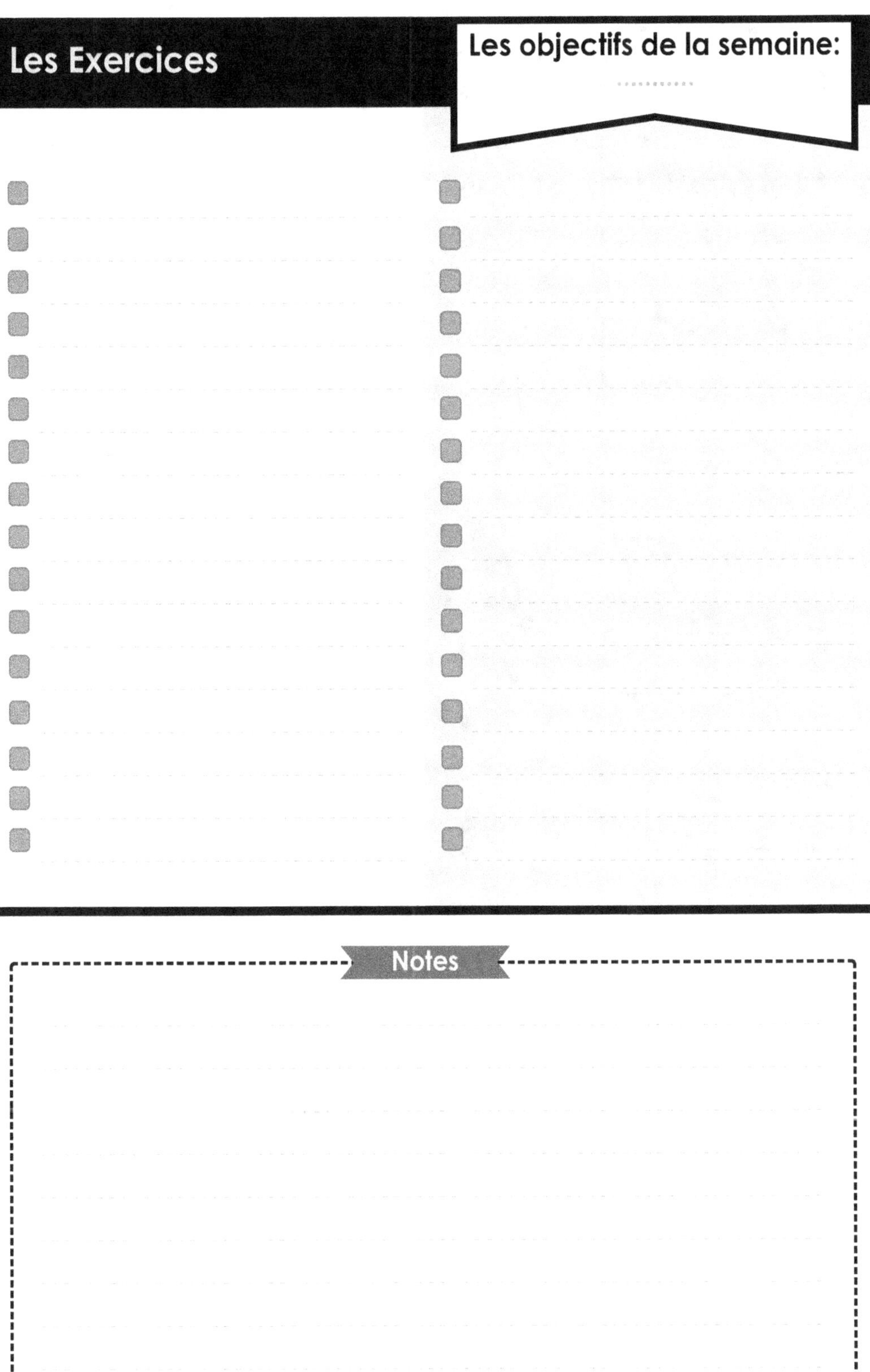

Prendre les mesures corporelles

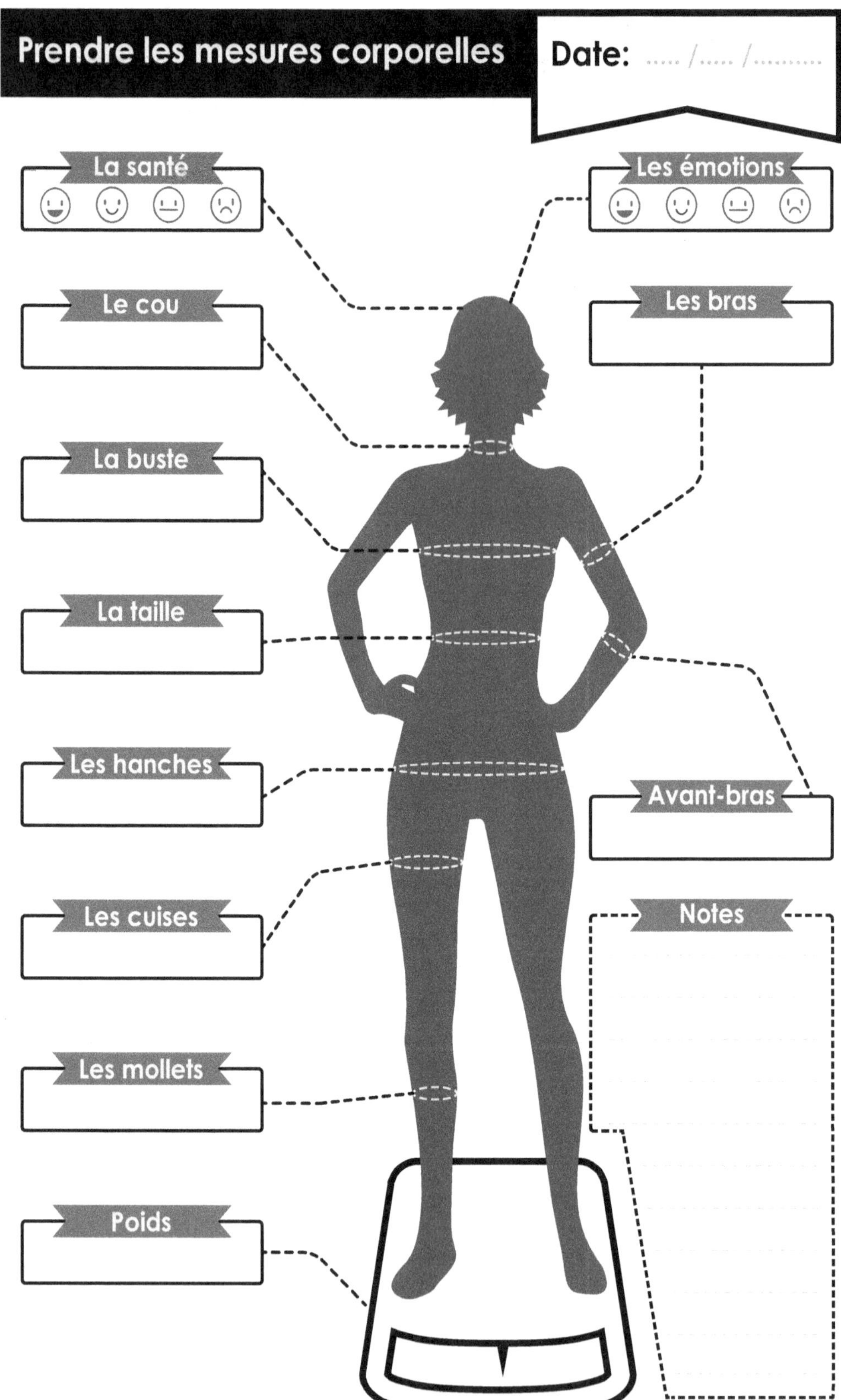

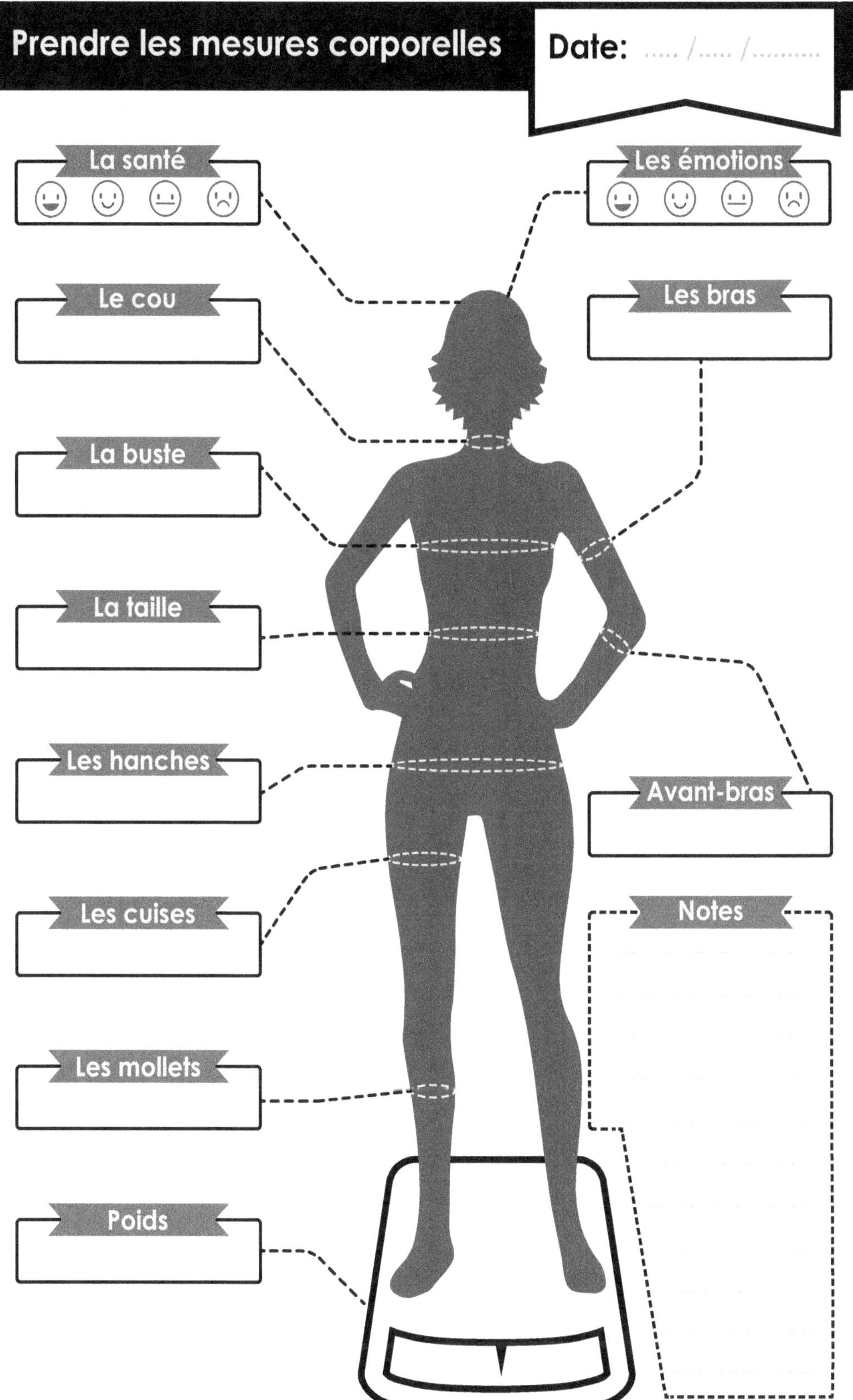

Prendre les mesures corporelles
Date: ..... / ..... / ....
La santé
Les émotions
Le cou
Les bras
La buste
La taille
Avant-bras
Les hanches
Les cuises
Notes
Les mollets
Poids

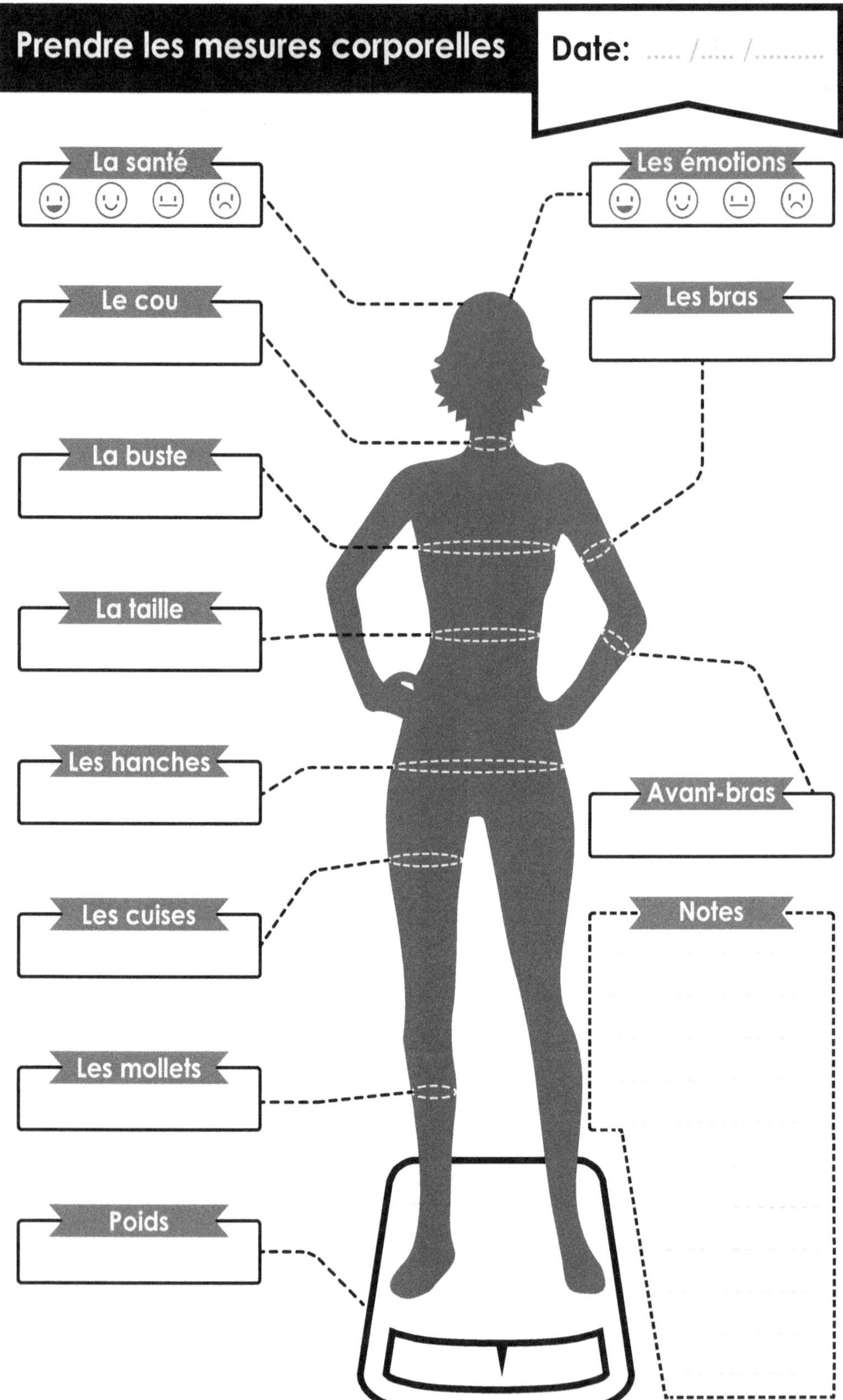
Prendre les mesures corporelles
Date: ..... / ..... / ....
La santé
Les émotions
Le cou
Les bras
La buste
La taille
Les hanches
Avant-bras
Les cuises
Notes
Les mollets
Poids

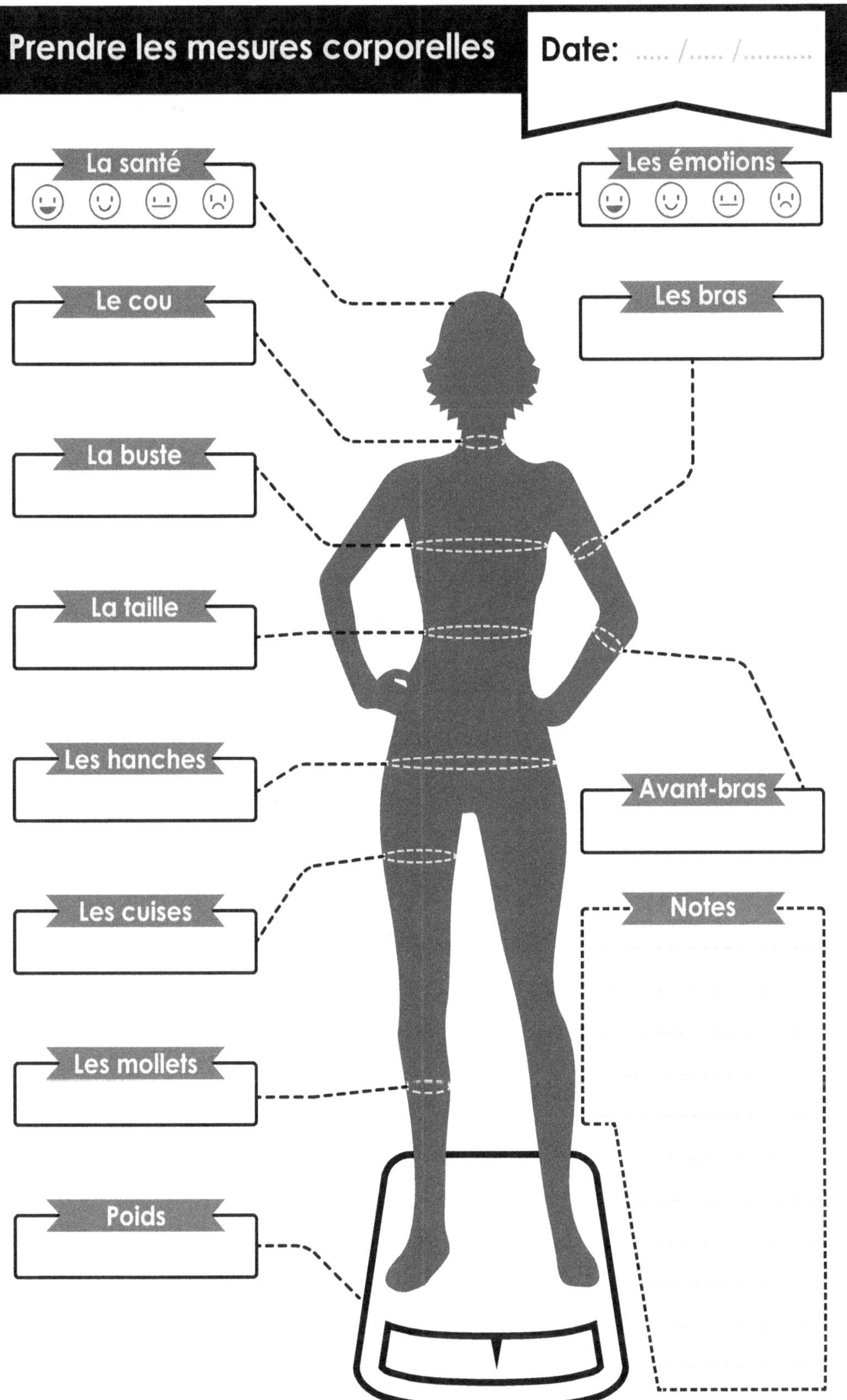

Prendre les mesures corporelles
Date: ..... / ..... / ....
La santé
Les émotions
Le cou
Les bras
La buste
La taille
Les hanches
Avant-bras
Les cuises
Notes
Les mollets
Poids

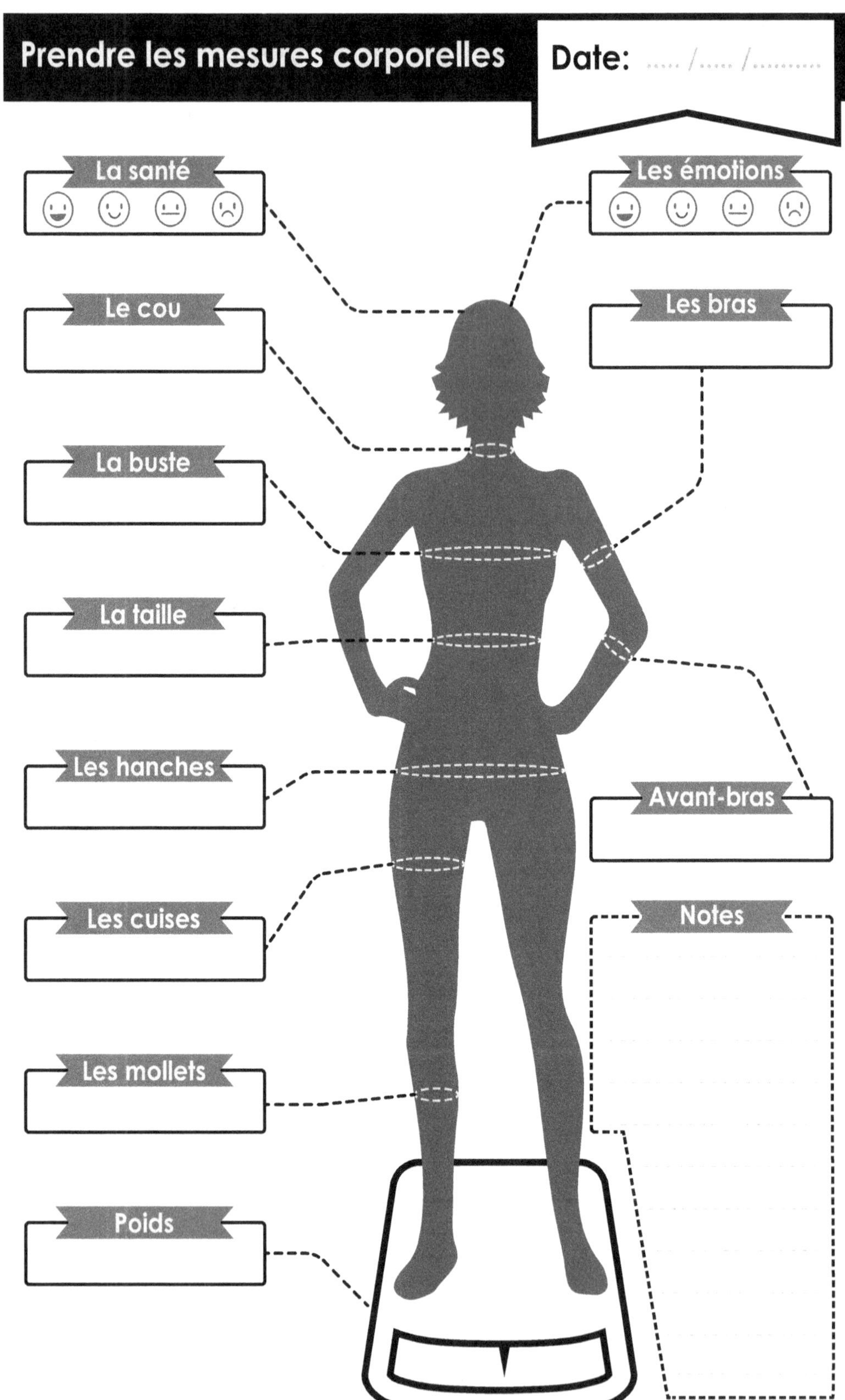

Prendre les mesures corporelles
Date: ..... / ..... / ....
La santé
Les émotions
Le cou
Les bras
La buste
La taille
Les hanches
Avant-bras
Les cuises
Notes
Les mollets
Poids

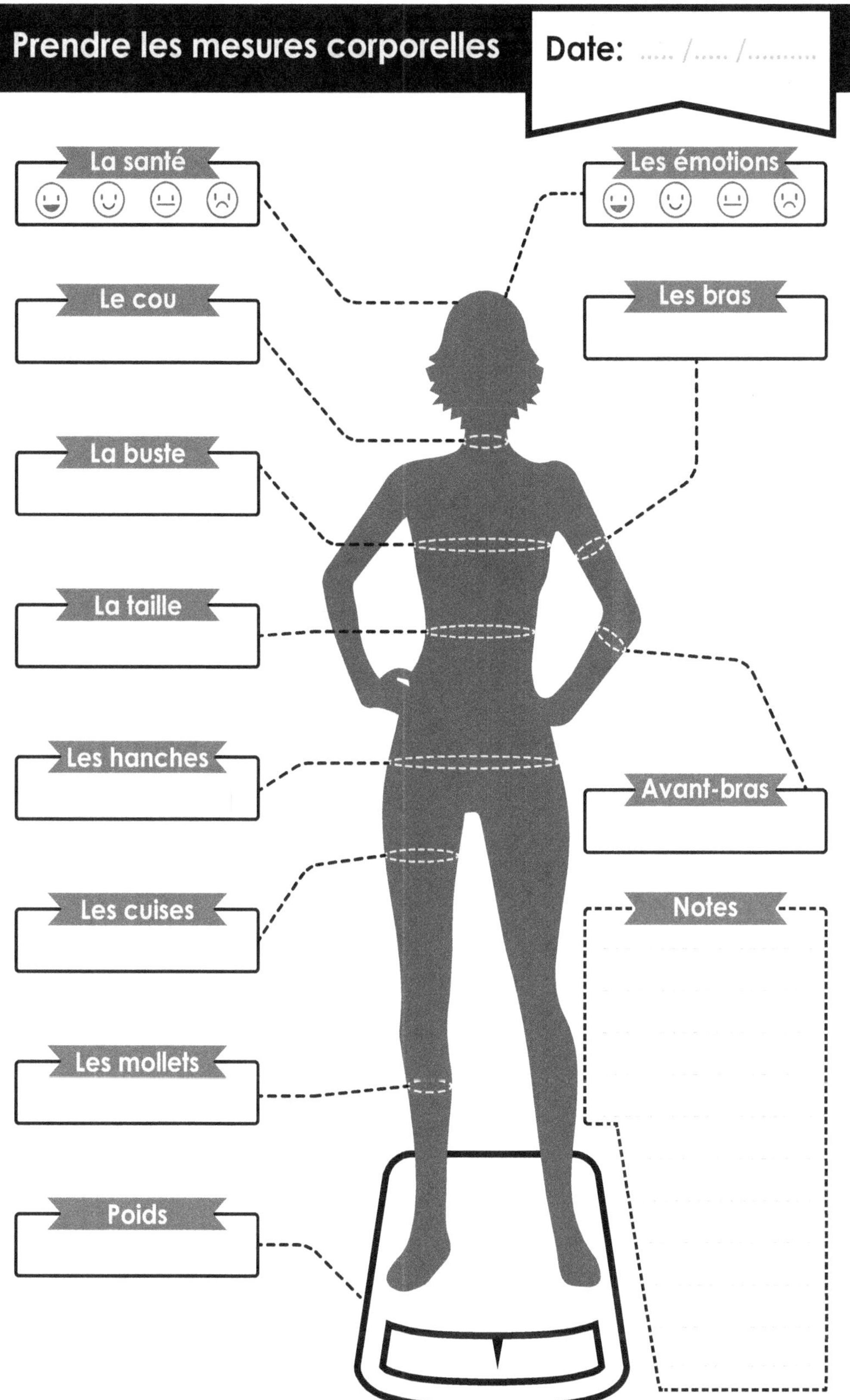

Prendre les mesures corporelles
Date: ..... / ..... / ....
La santé
Les émotions
Le cou
Les bras
La buste
La taille
Les hanches
Avant-bras
Les cuises
Notes
Les mollets
Poids

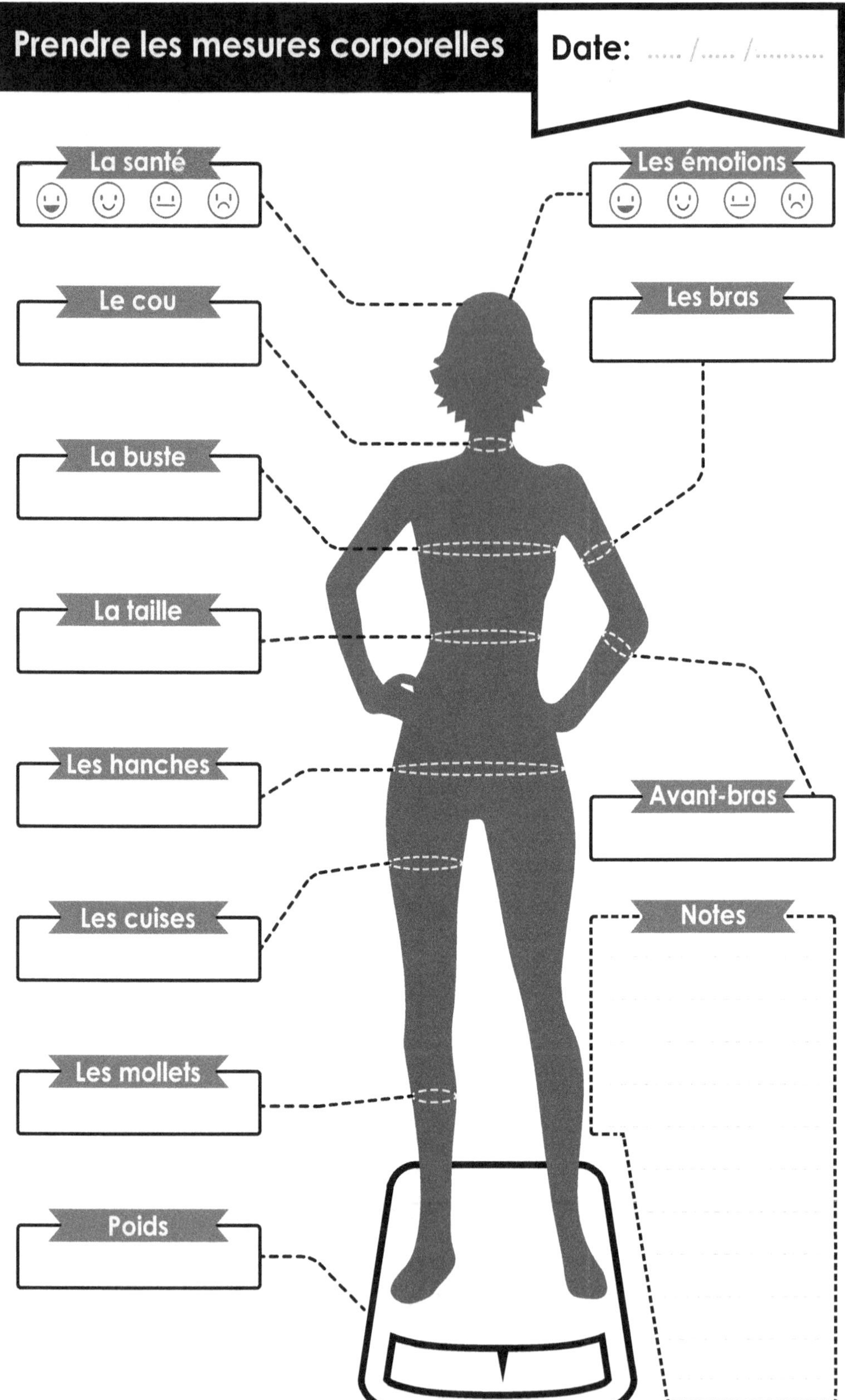

Prendre les mesures corporelles
Date: ..... / ..... / ....
La santé
Le cou
La buste
La taille
Les hanches
Les cuises
Les mollets
Poids
Les émotions
Les bras
Avant-bras
Notes

Les Exercices

Les objectifs de la semaine:

Notes

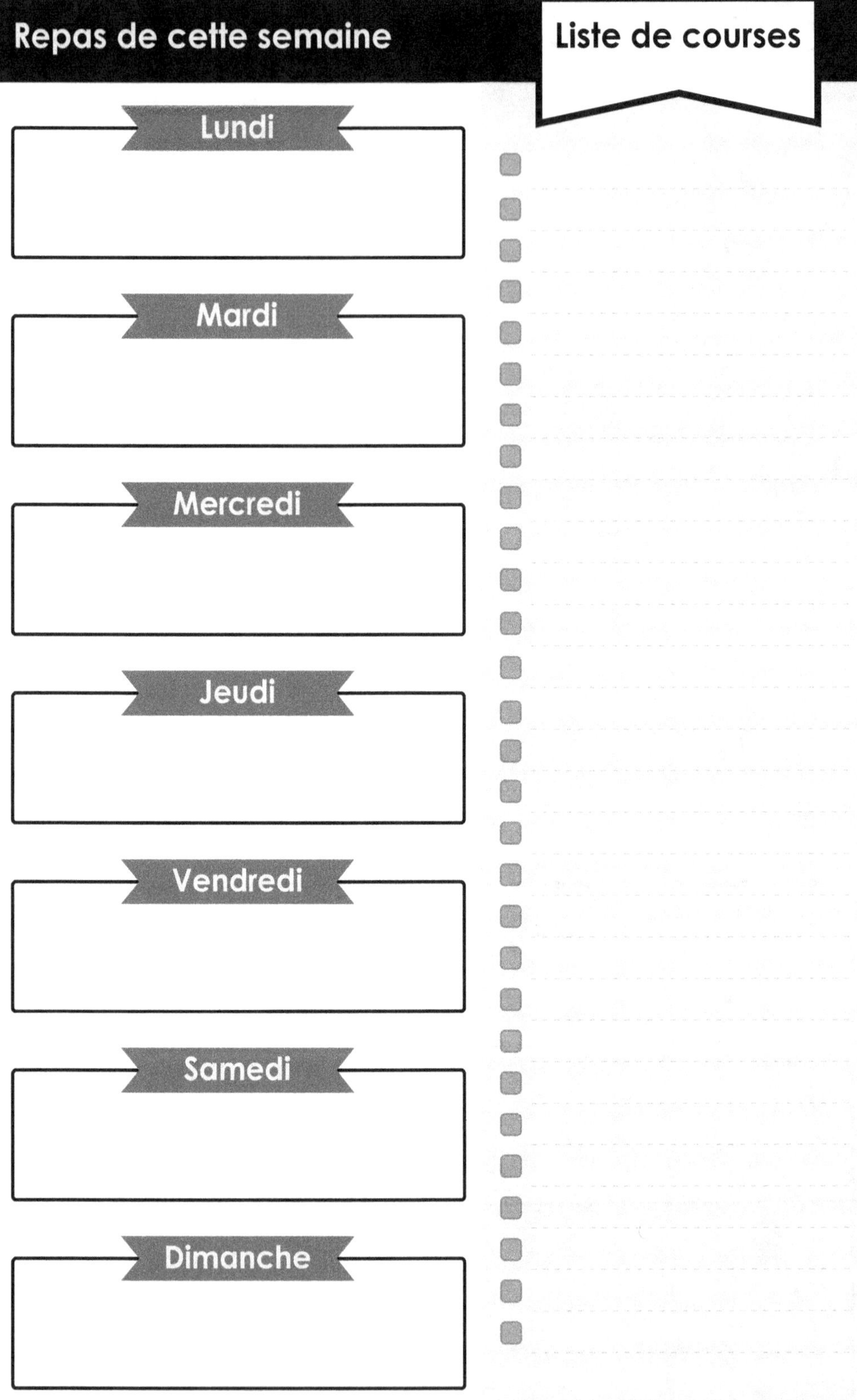

Repas de cette semaine
Liste de courses
Lundi
Mardi
Mercredi
Jeudi
Vendredi
Samedi
Dimanche

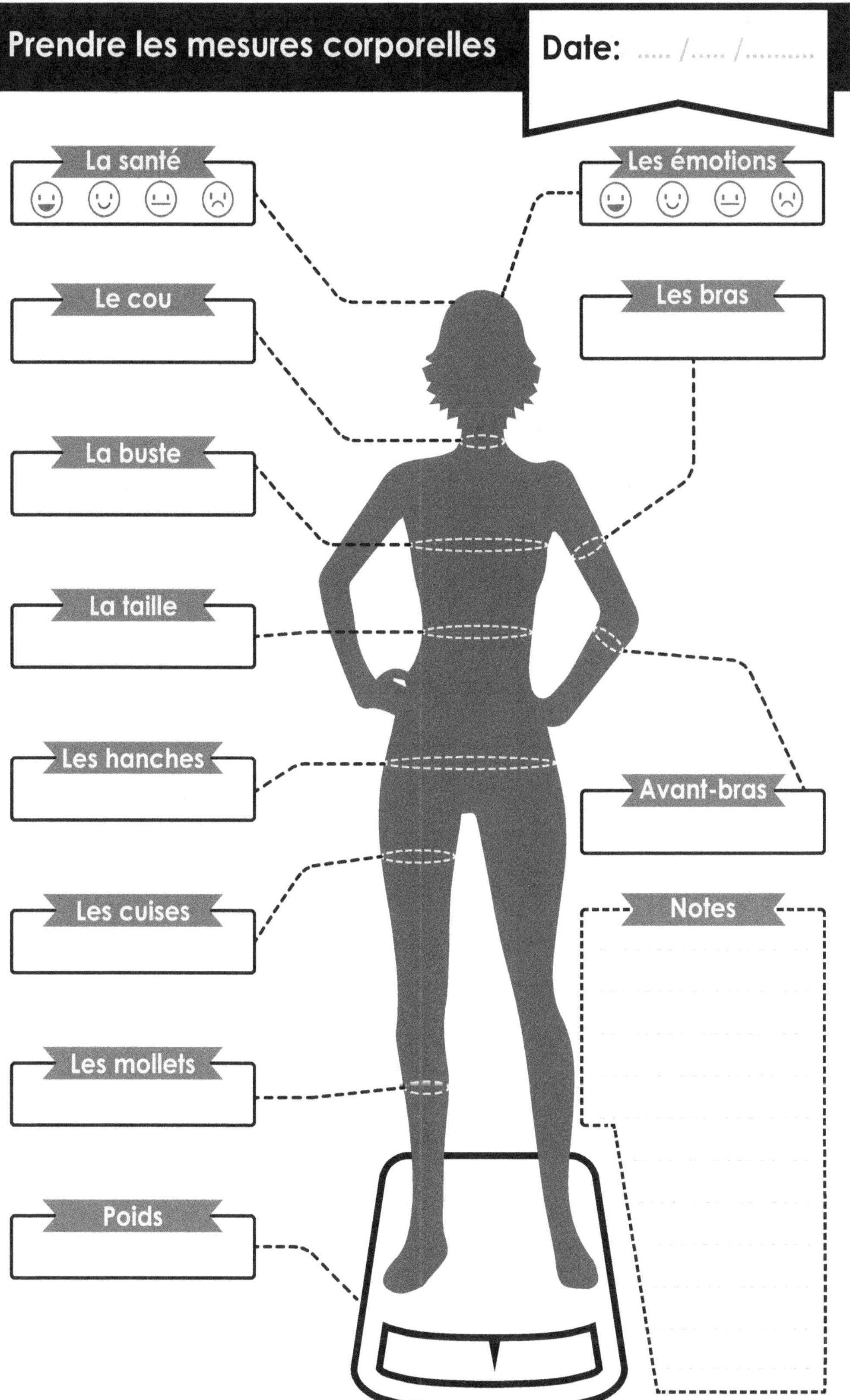

Prendre les mesures corporelles
Date: ..... / ..... / ....
La santé
Les émotions
Le cou
Les bras
La buste
La taille
Les hanches
Avant-bras
Les cuises
Notes
Les mollets
Poids

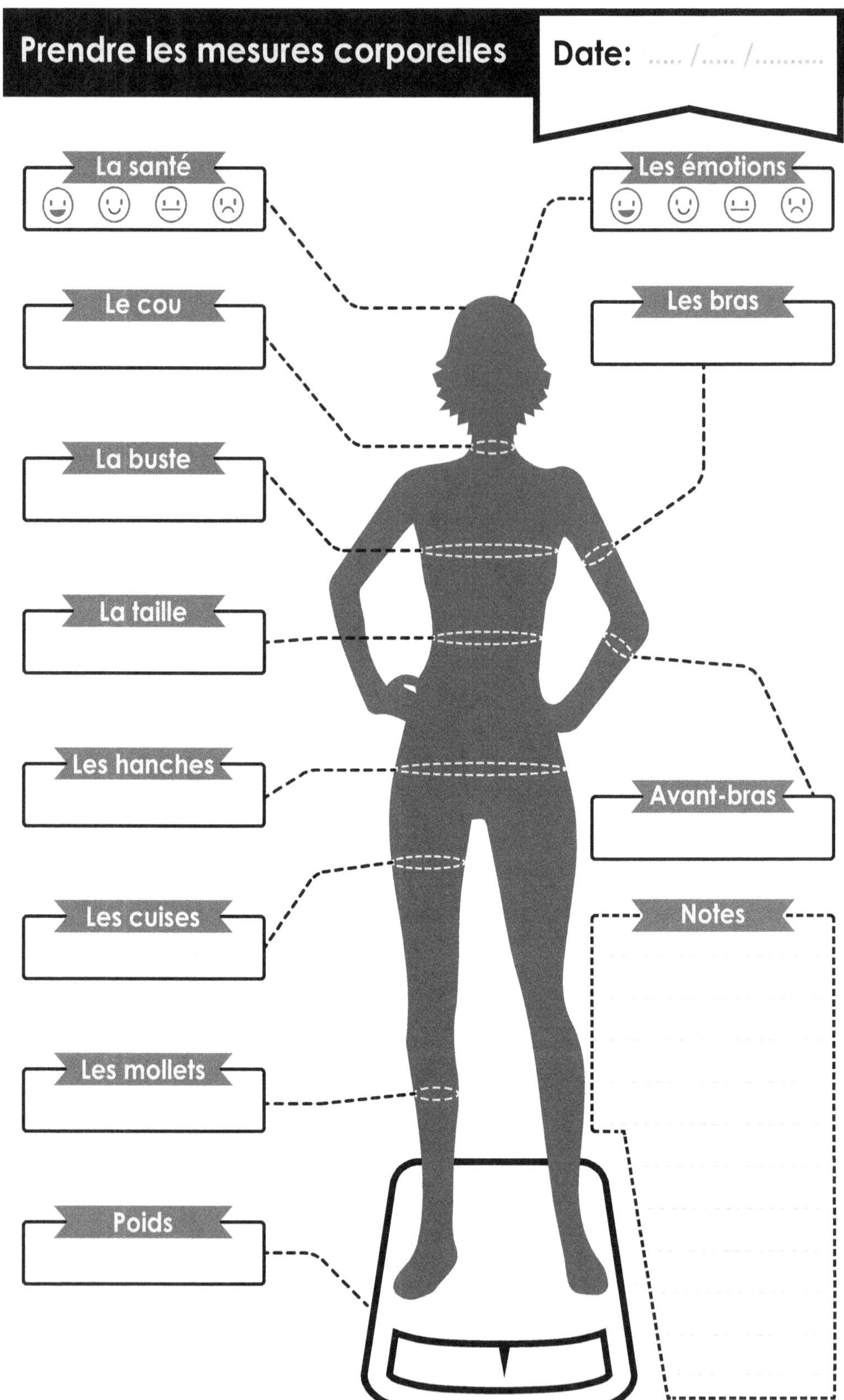

Prendre les mesures corporelles
Date: ..... / ..... / ....
La santé
Les émotions
Le cou
Les bras
La buste
La taille
Les hanches
Avant-bras
Les cuises
Notes
Les mollets
Poids

Prendre les mesures corporelles

Date: ..... / ..... / ....

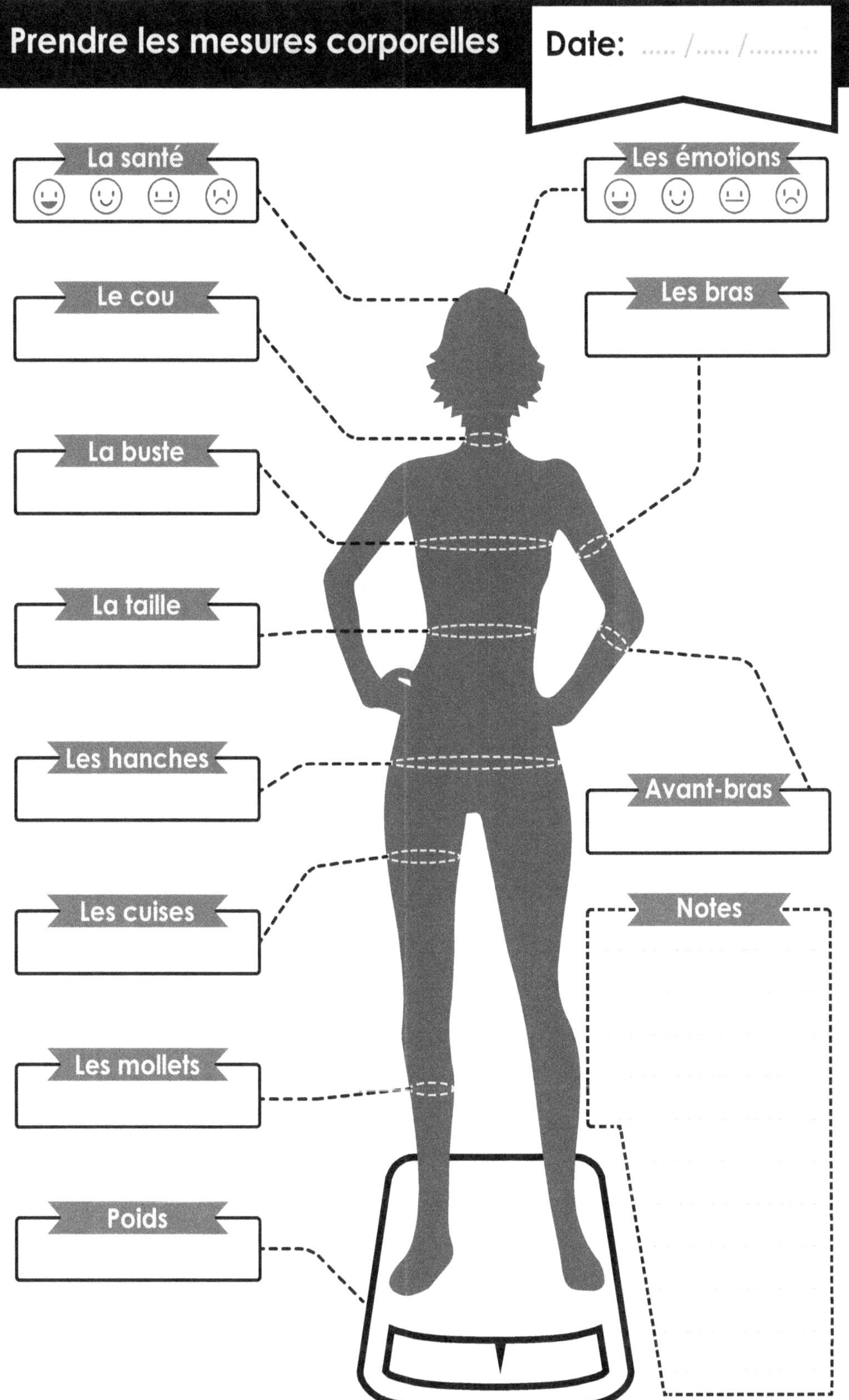

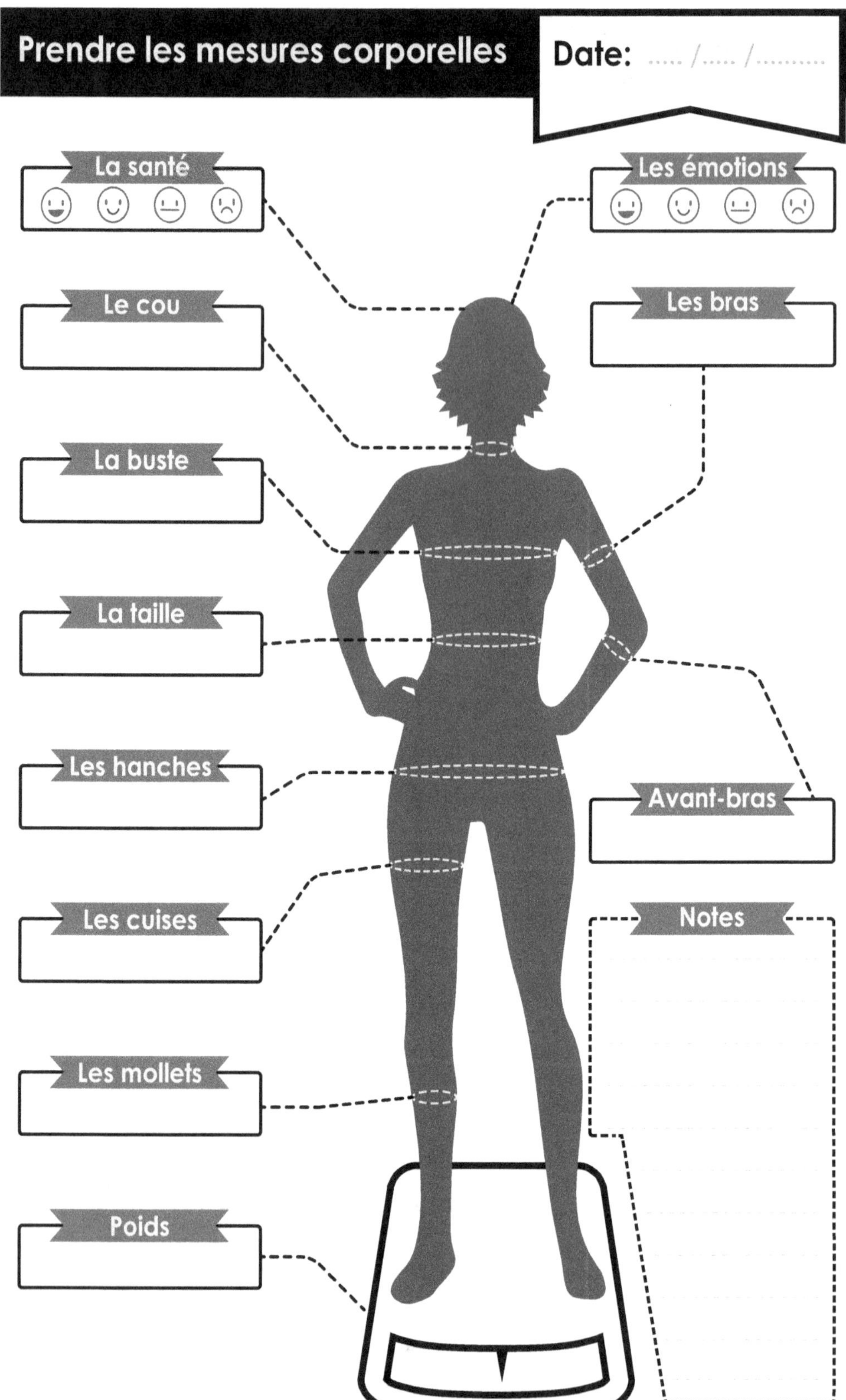

Prendre les mesures corporelles
Date: ..... / ..... / ....
La santé
Les émotions
Le cou
Les bras
La buste
La taille
Les hanches
Avant-bras
Les cuises
Notes
Les mollets
Poids

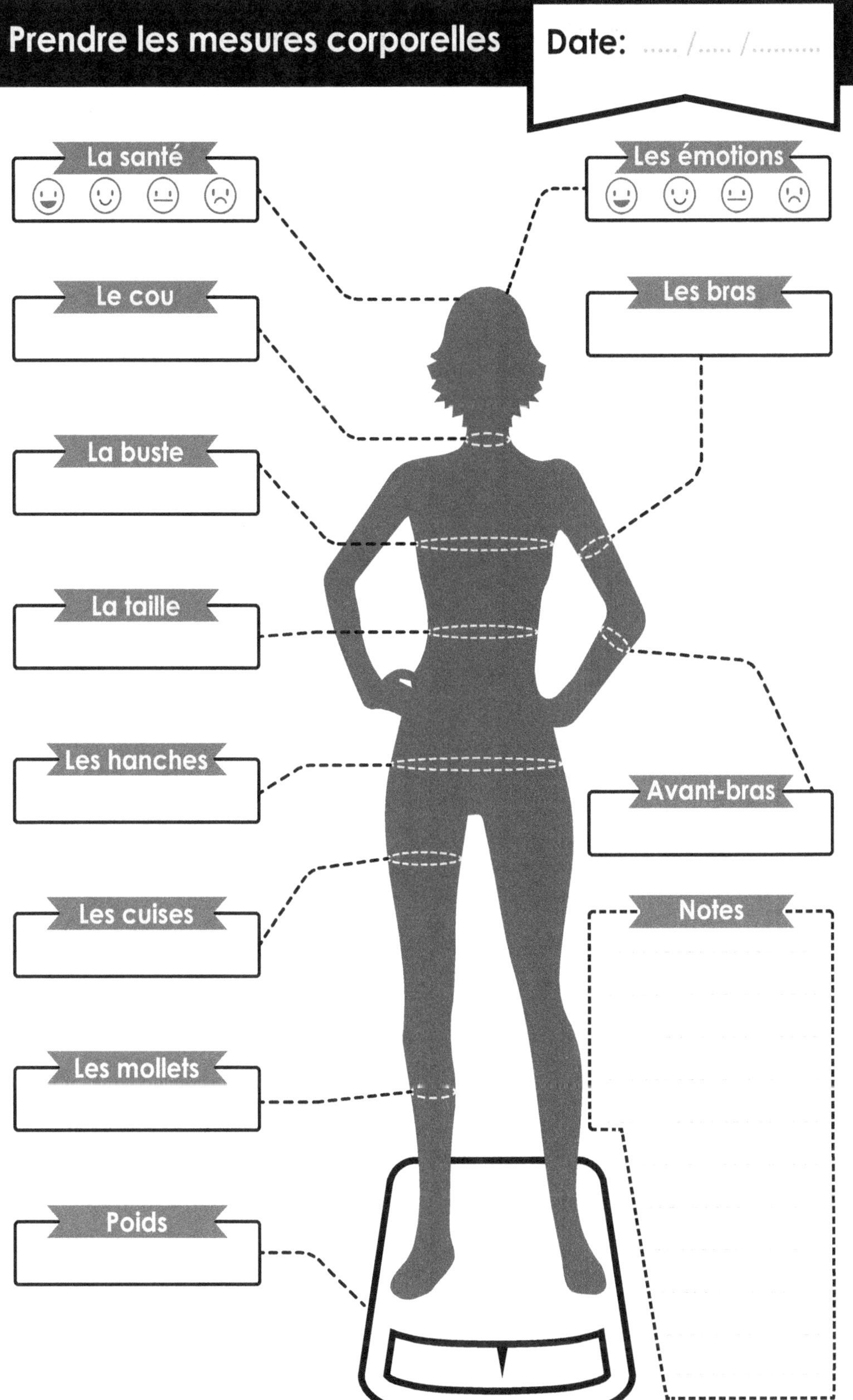

Prendre les mesures corporelles
Date: ..... / ..... / ....
La santé
Les émotions
Le cou
Les bras
La buste
La taille
Les hanches
Avant-bras
Les cuises
Notes
Les mollets
Poids

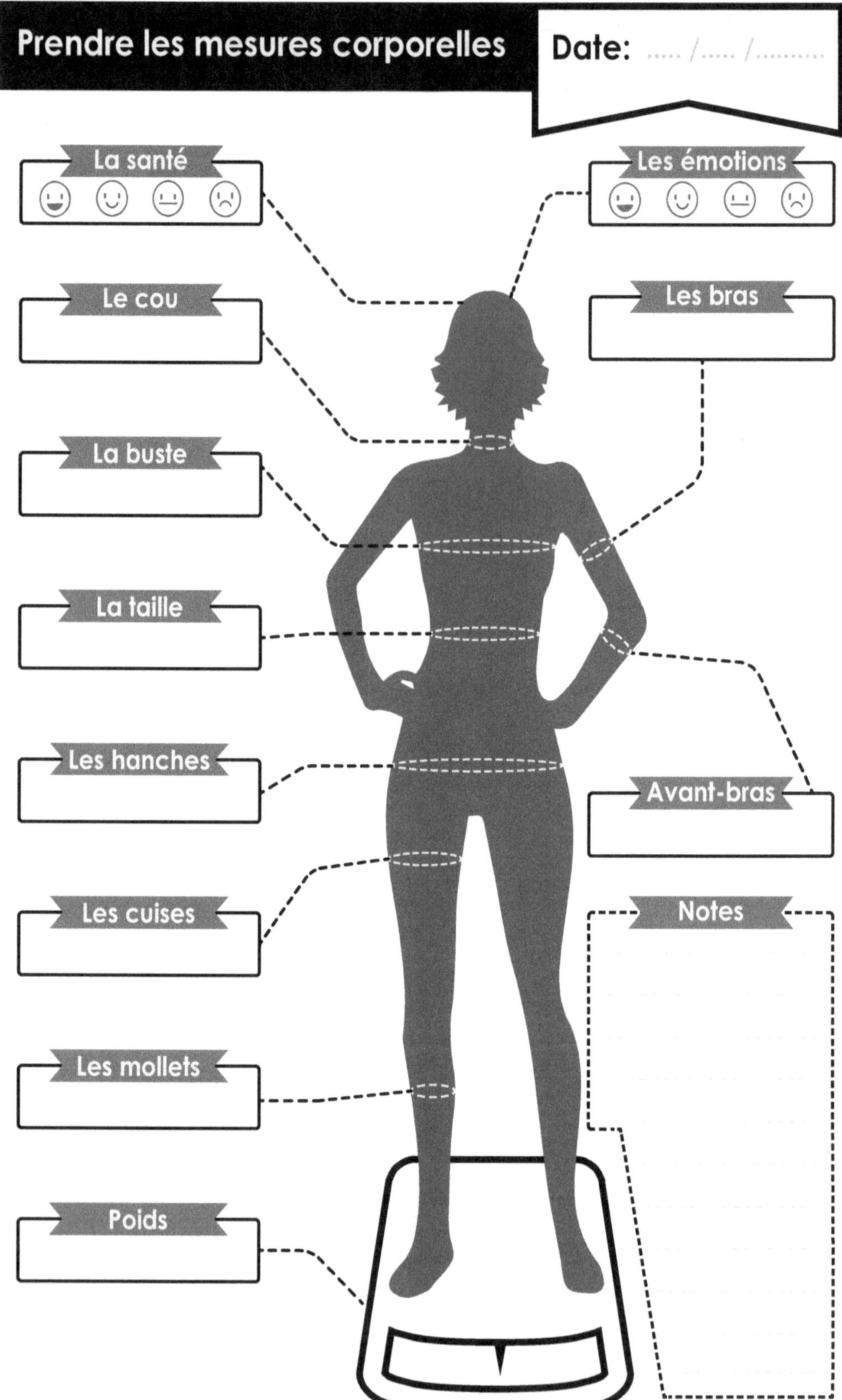

Prendre les mesures corporelles
Date: ..... / ..... / ....
La santé
Les émotions
Le cou
Les bras
La buste
La taille
Les hanches
Avant-bras
Les cuises
Notes
Les mollets
Poids

Prendre les mesures corporelles

Date: ..... / ..... / ....

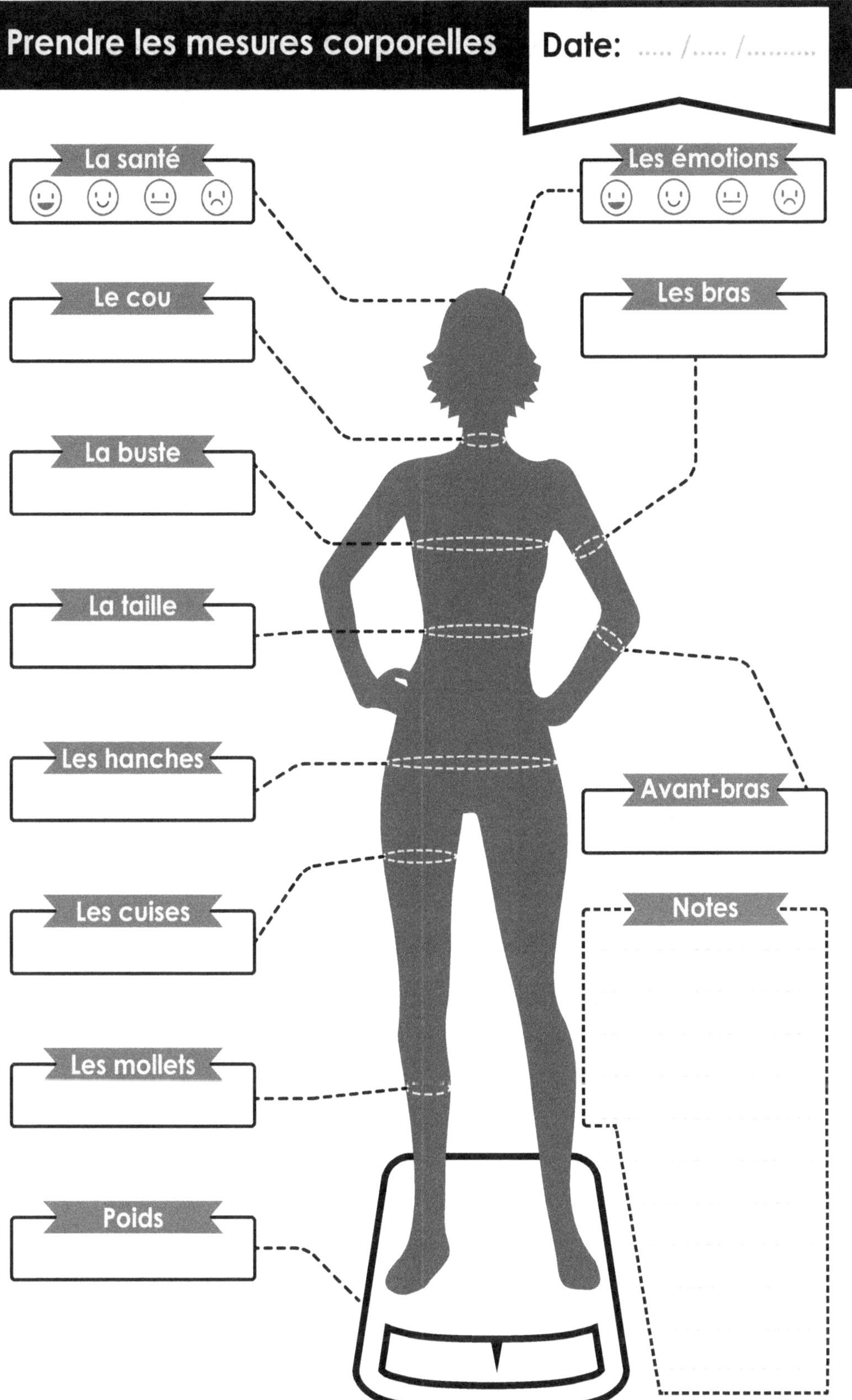

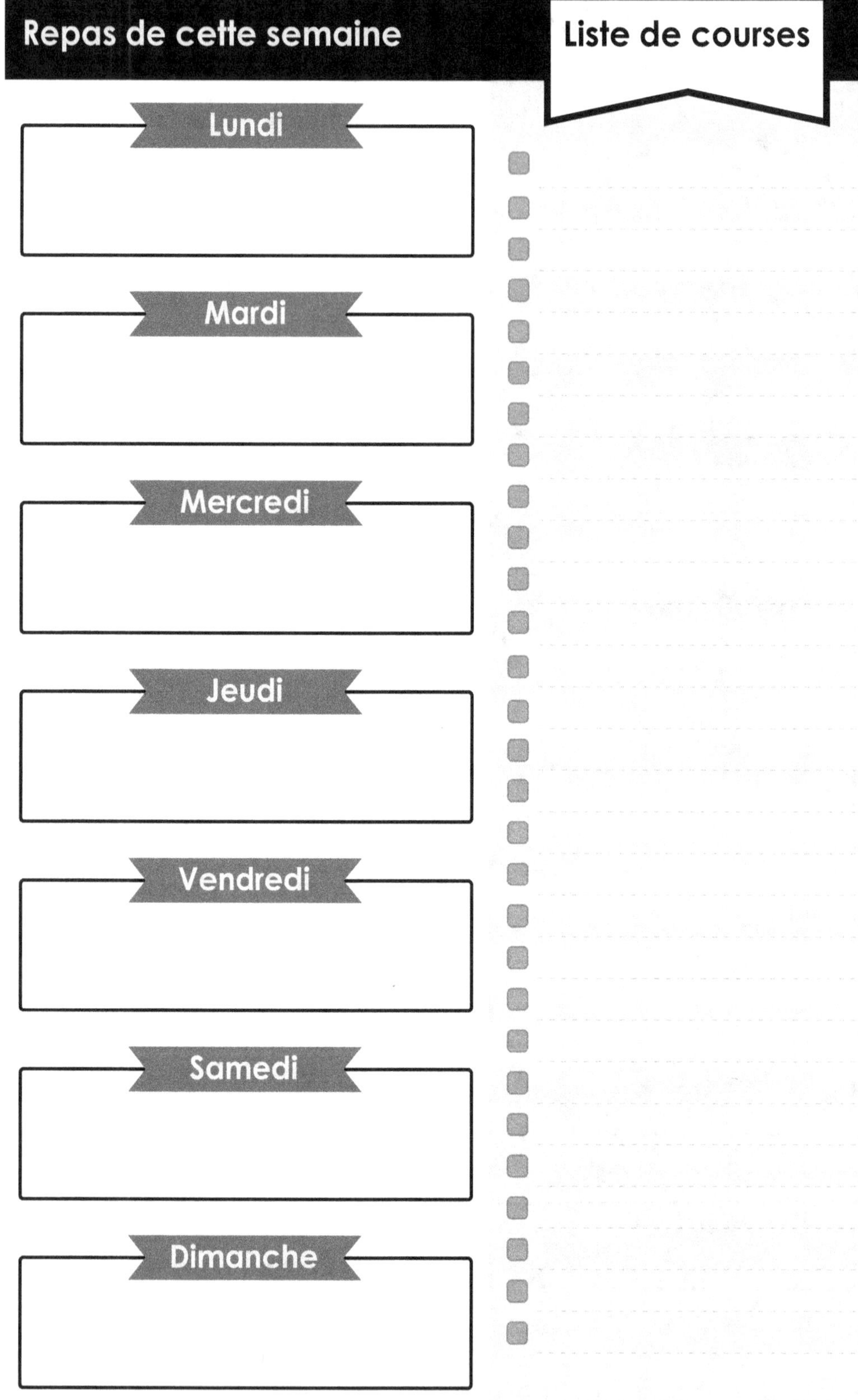

Repas de cette semaine
Liste de courses
Lundi
Mardi
Mercredi
Jeudi
Vendredi
Samedi
Dimanche

Les Exercices

Les objectifs de la semaine:

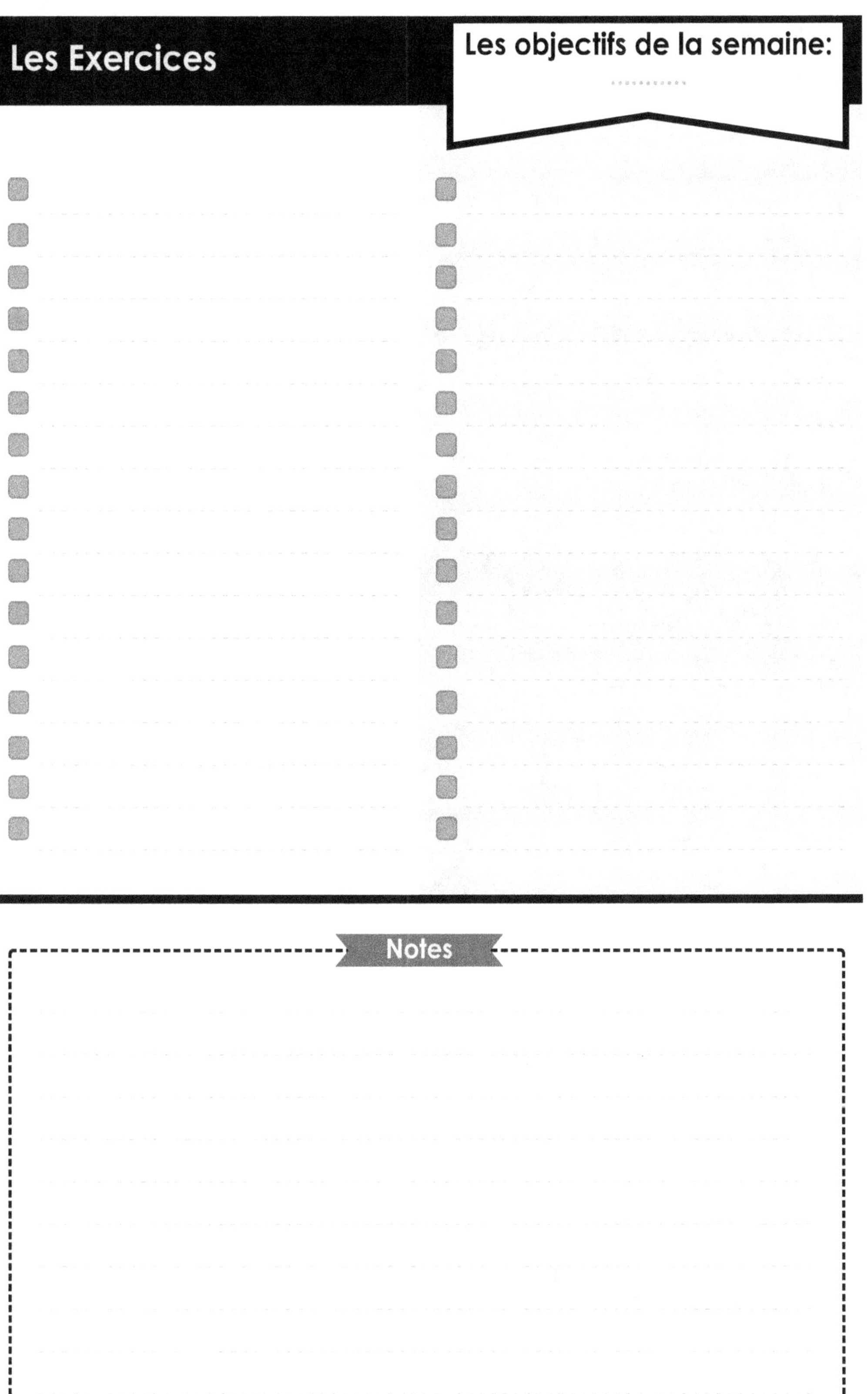

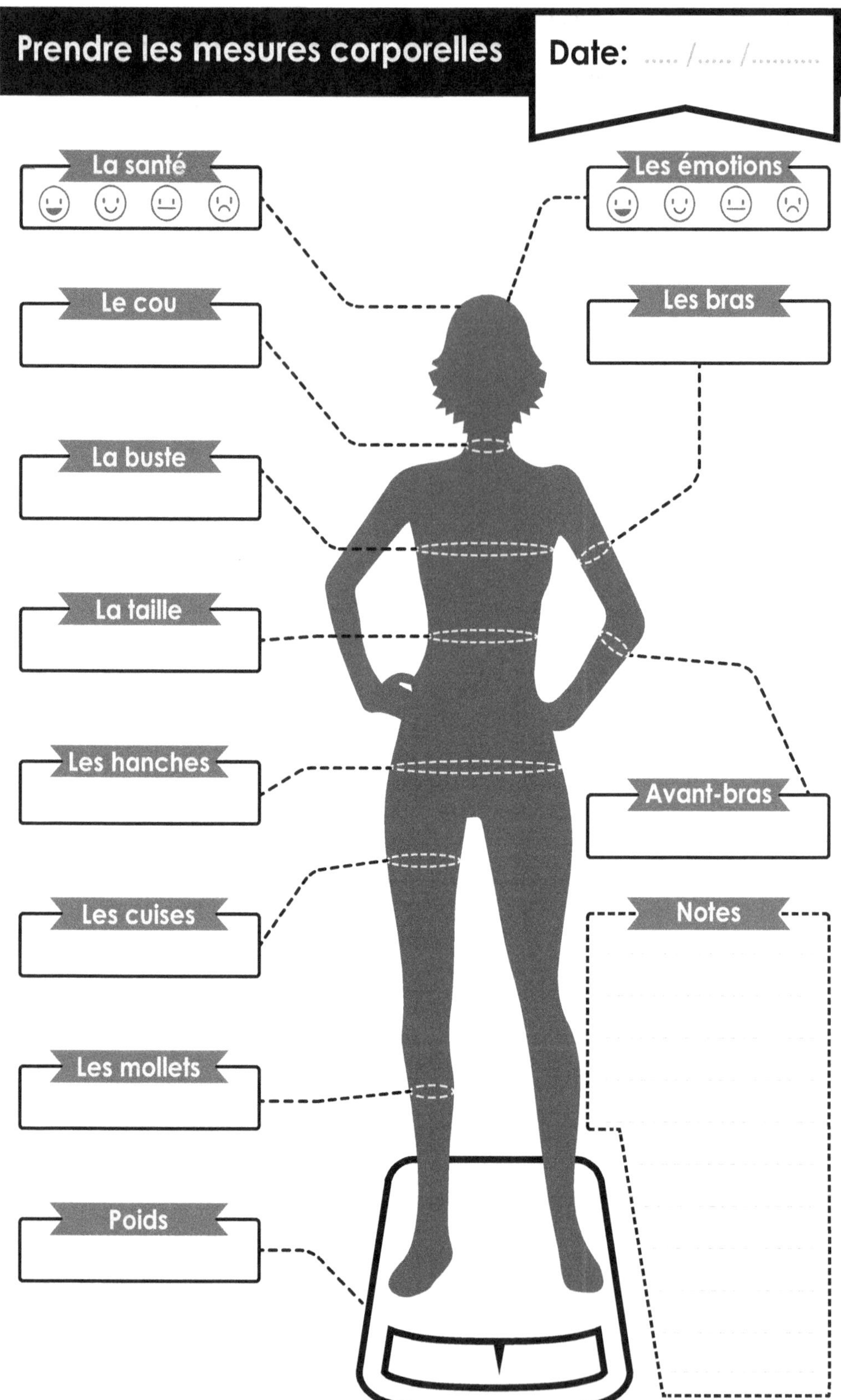

Prendre les mesures corporelles
Date: ..... /..... /...........
La santé
Les émotions
Le cou
Les bras
La buste
La taille
Les hanches
Avant-bras
Les cuises
Notes
Les mollets
Poids

Prendre les mesures corporelles

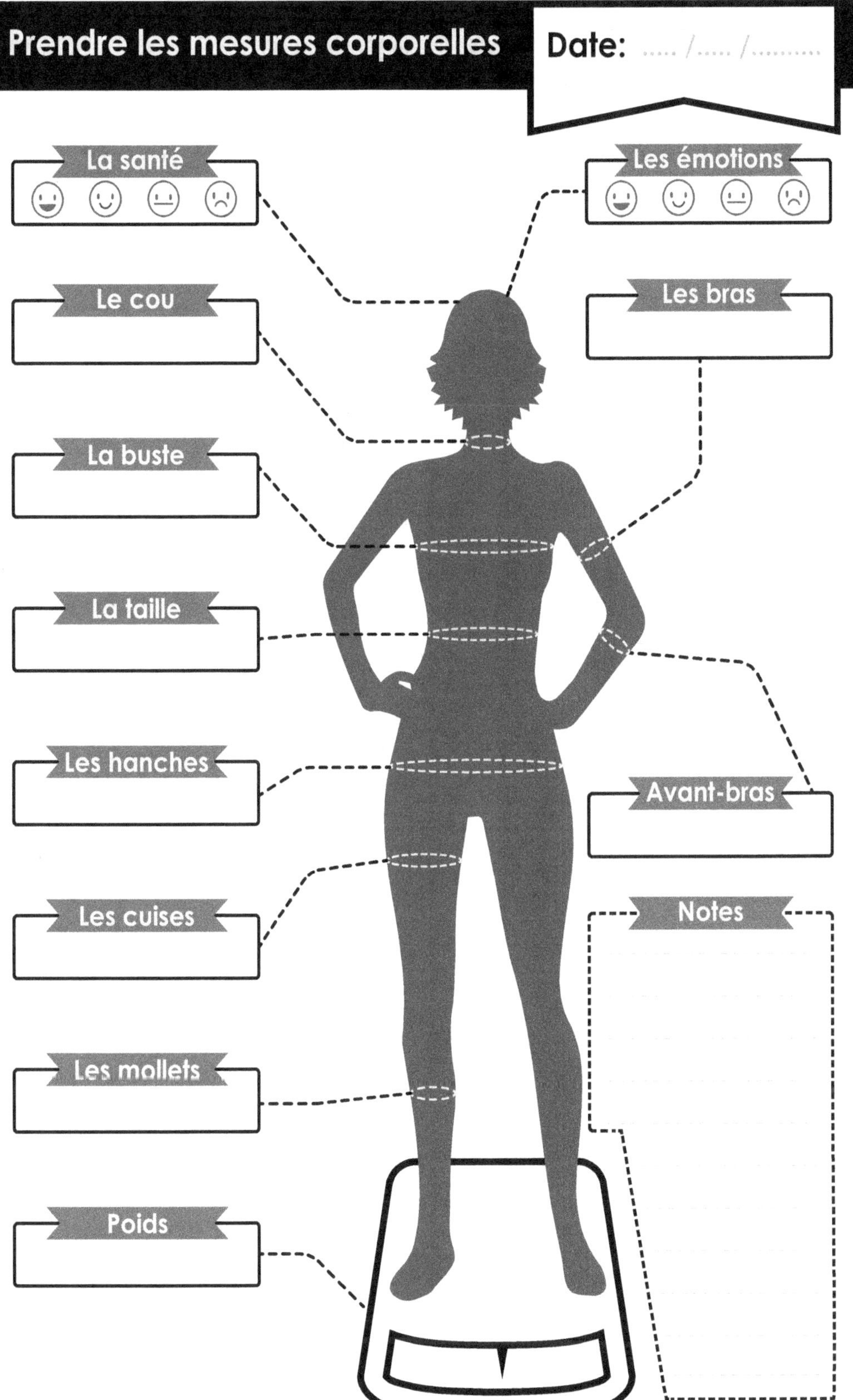

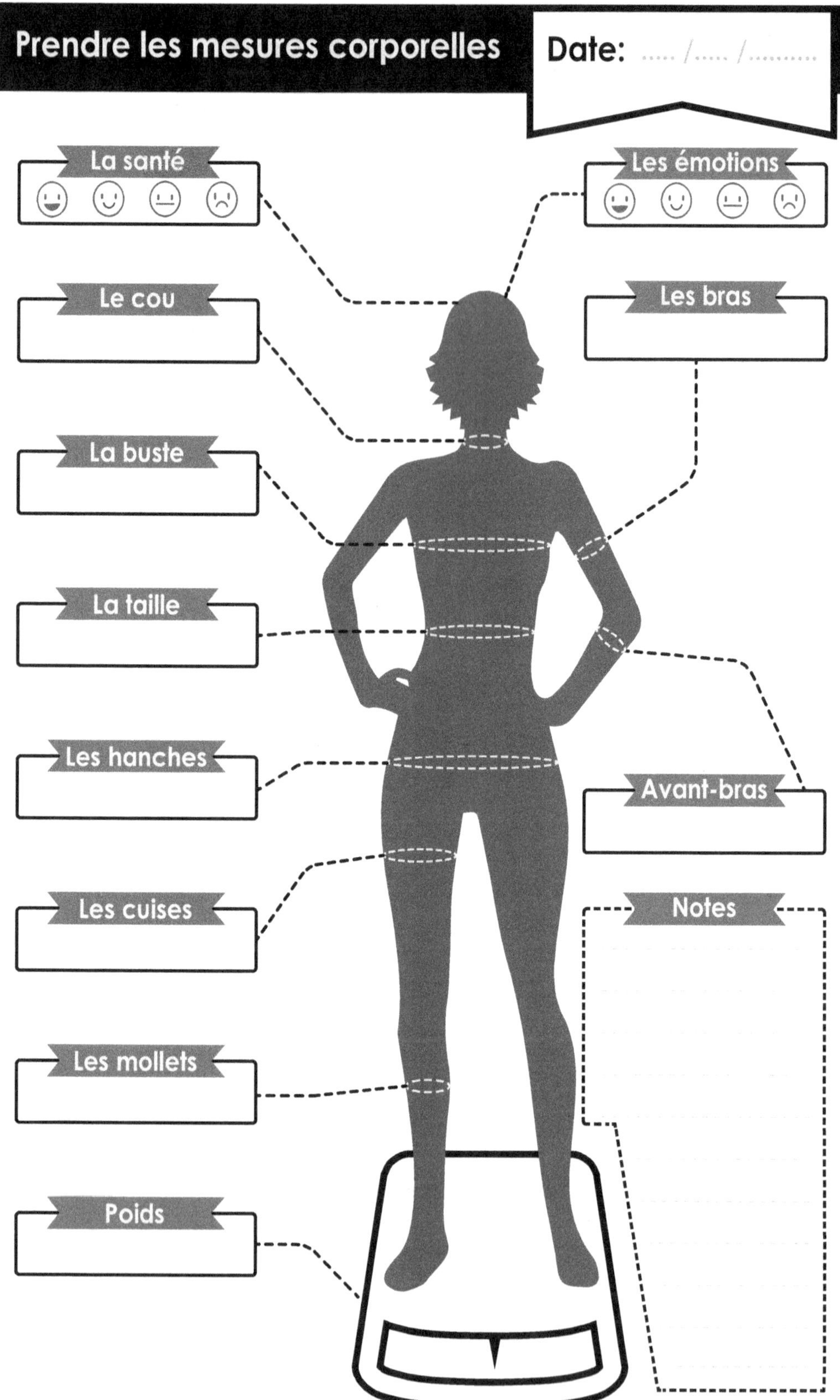

Prendre les mesures corporelles
Date: ..... / ..... / ....
La santé
Les émotions
Le cou
Les bras
La buste
La taille
Les hanches
Avant-bras
Les cuises
Notes
Les mollets
Poids

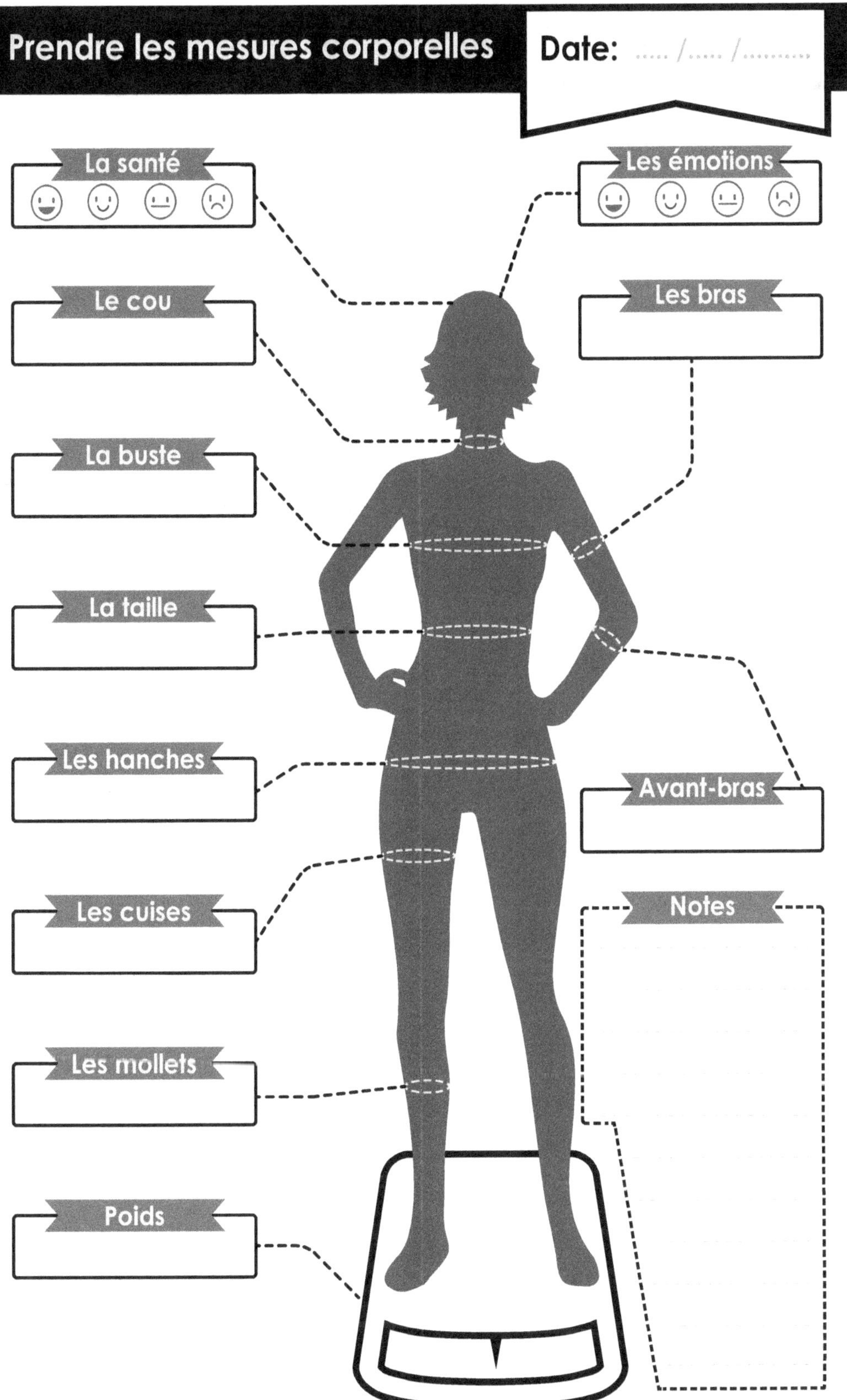
Prendre les mesures corporelles
Date: ..... / ..... / ....
La santé
Les émotions
Le cou
Les bras
La buste
La taille
Les hanches
Avant-bras
Les cuises
Notes
Les mollets
Poids

Prendre les mesures corporelles

Date: ..... / ..... / ....

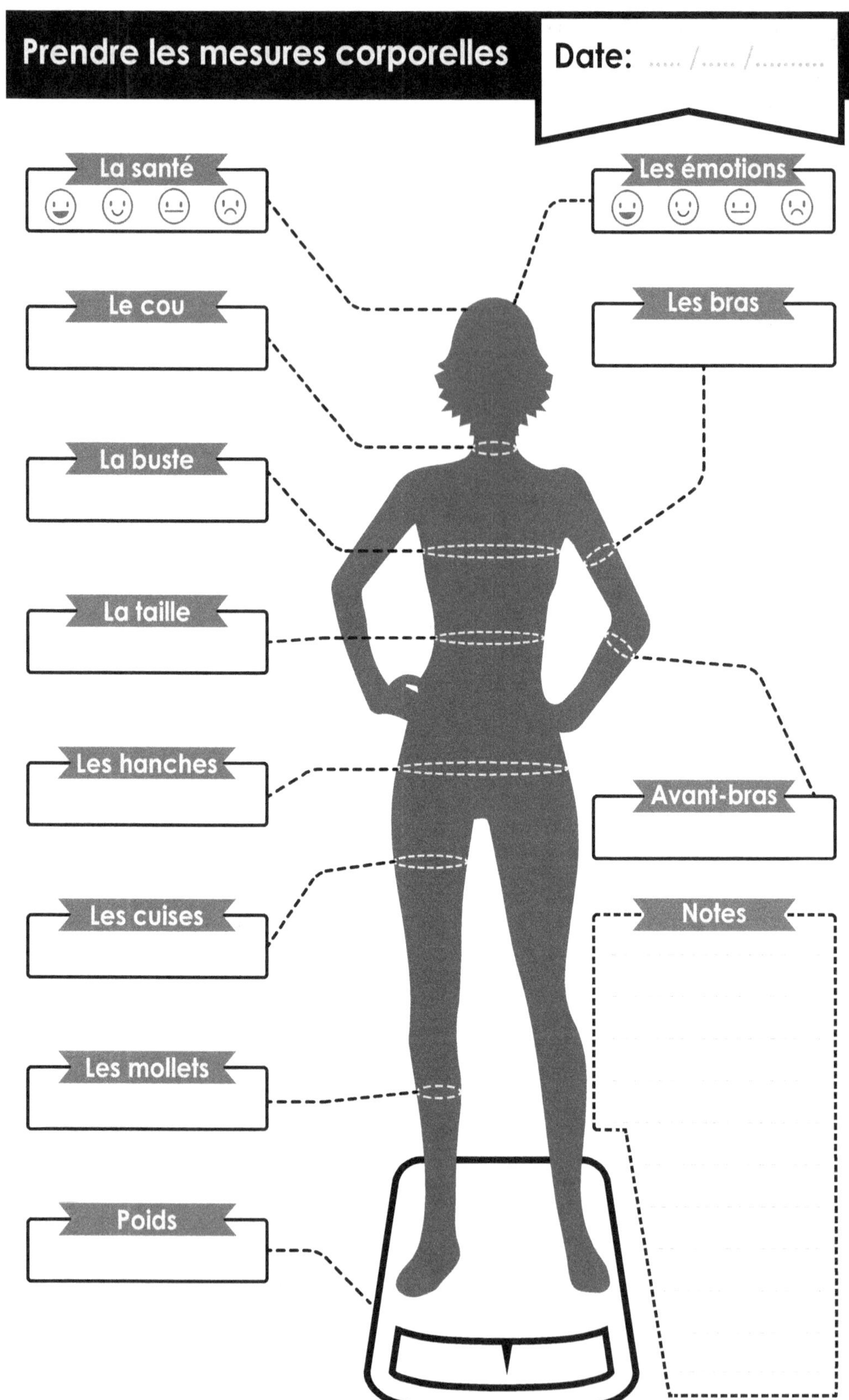

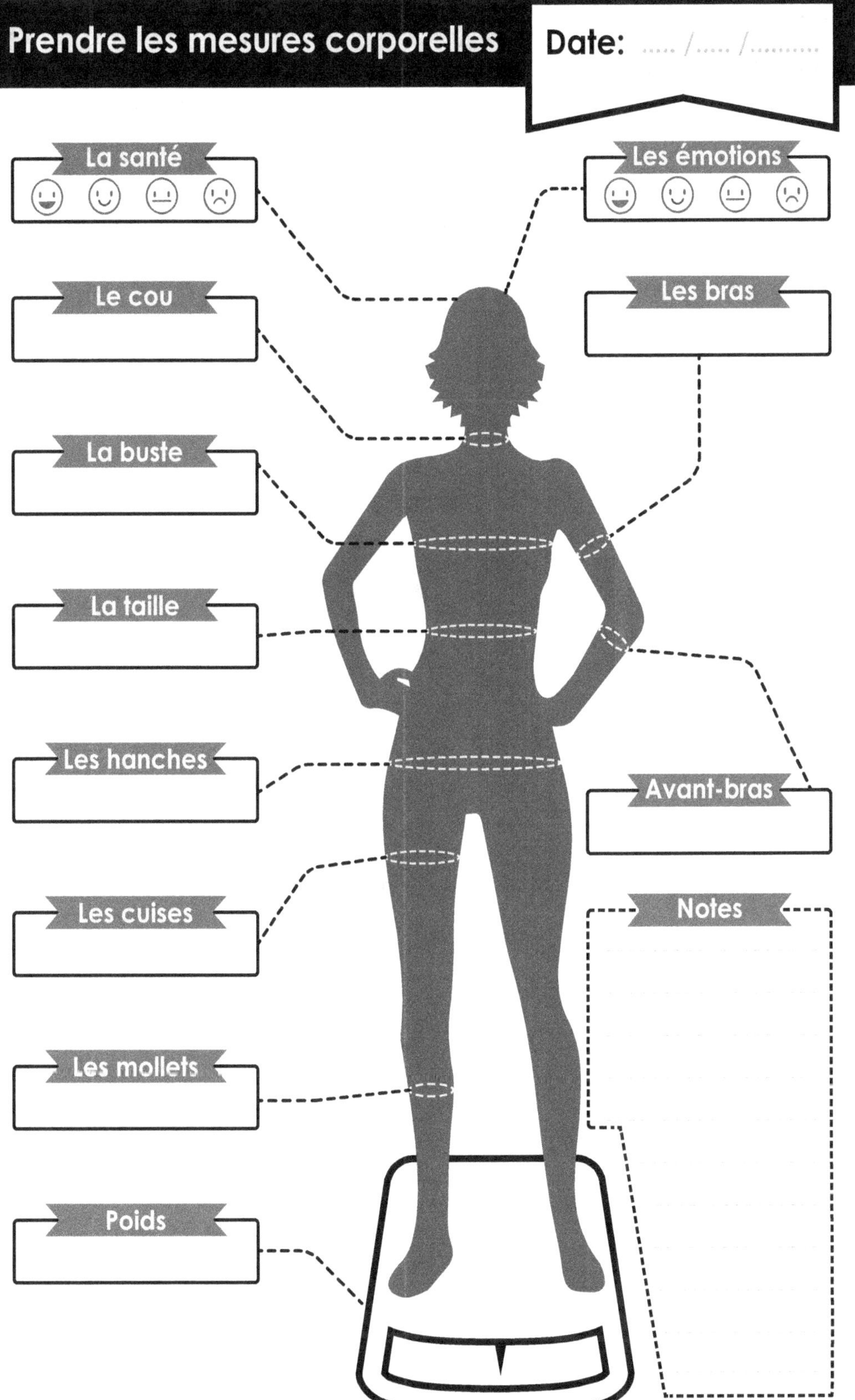

Prendre les mesures corporelles
Date: ..... / ..... / ....
La santé
Les émotions
Le cou
Les bras
La buste
La taille
Avant-bras
Les hanches
Les cuises
Notes
Les mollets
Poids

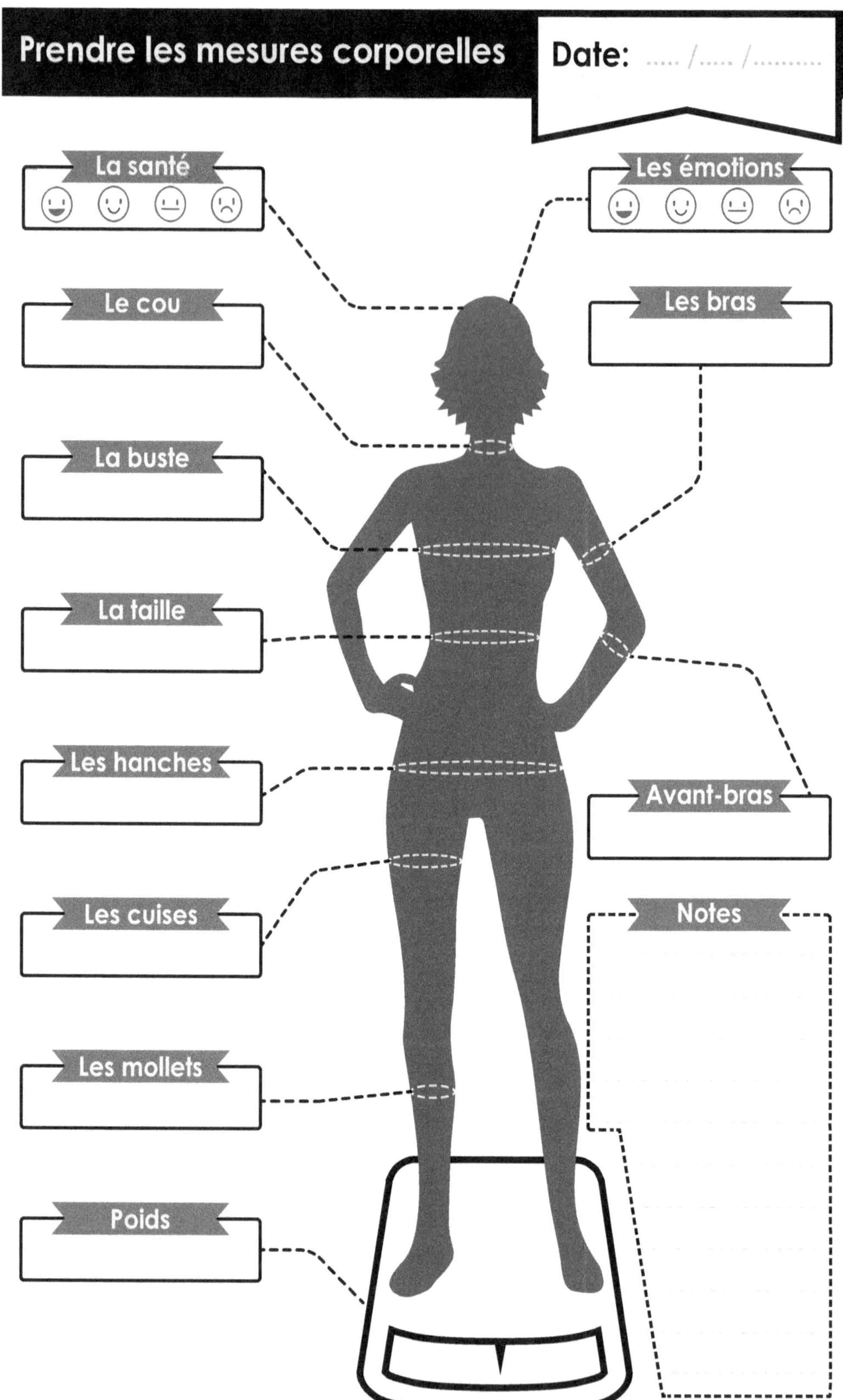

Prendre les mesures corporelles
Date: ..... / ..... / ....
La santé
Les émotions
Le cou
Les bras
La buste
La taille
Avant-bras
Les hanches
Notes
Les cuises
Les mollets
Poids

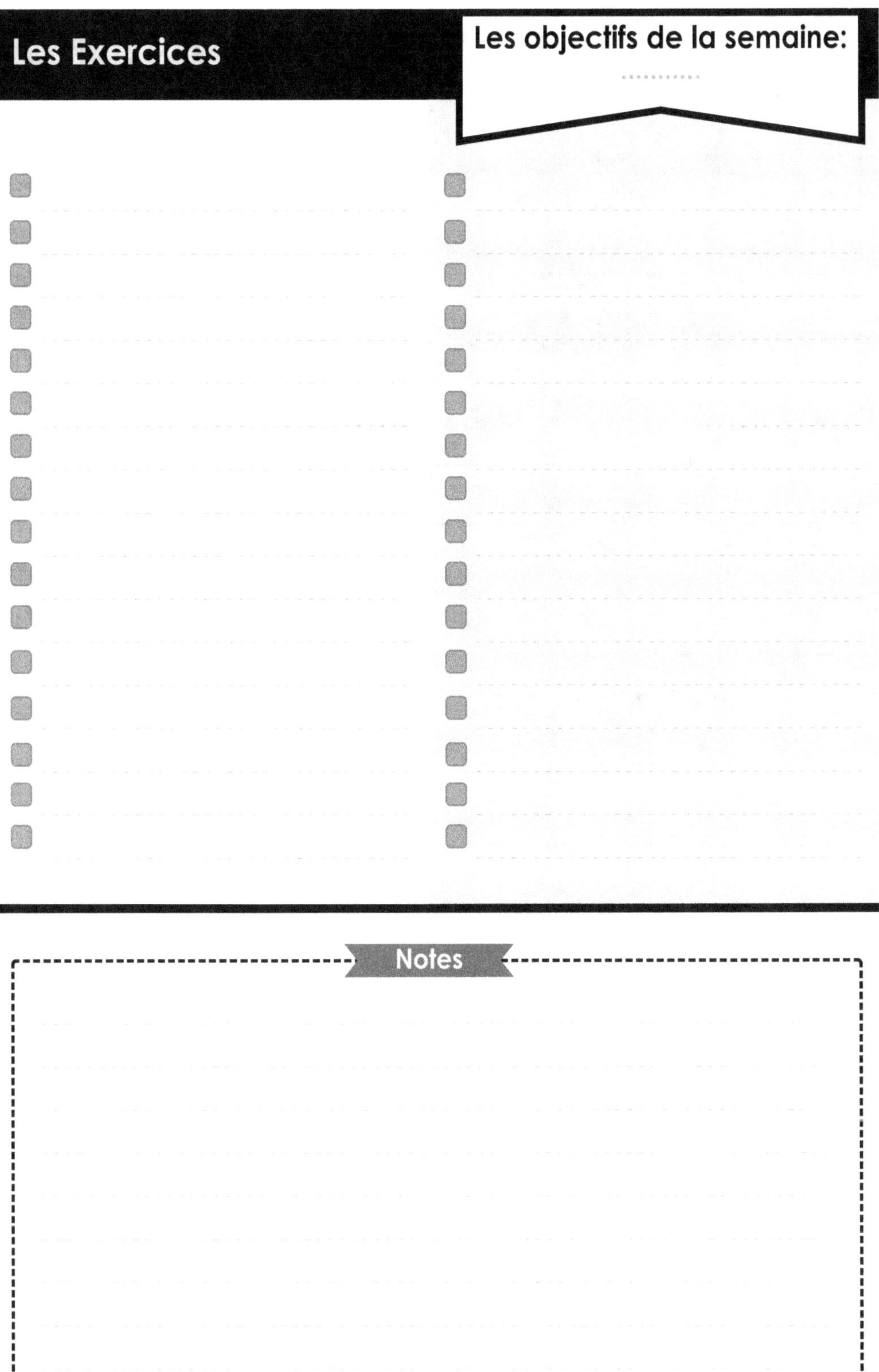
Les Exercices
Les objectifs de la semaine:
Notes

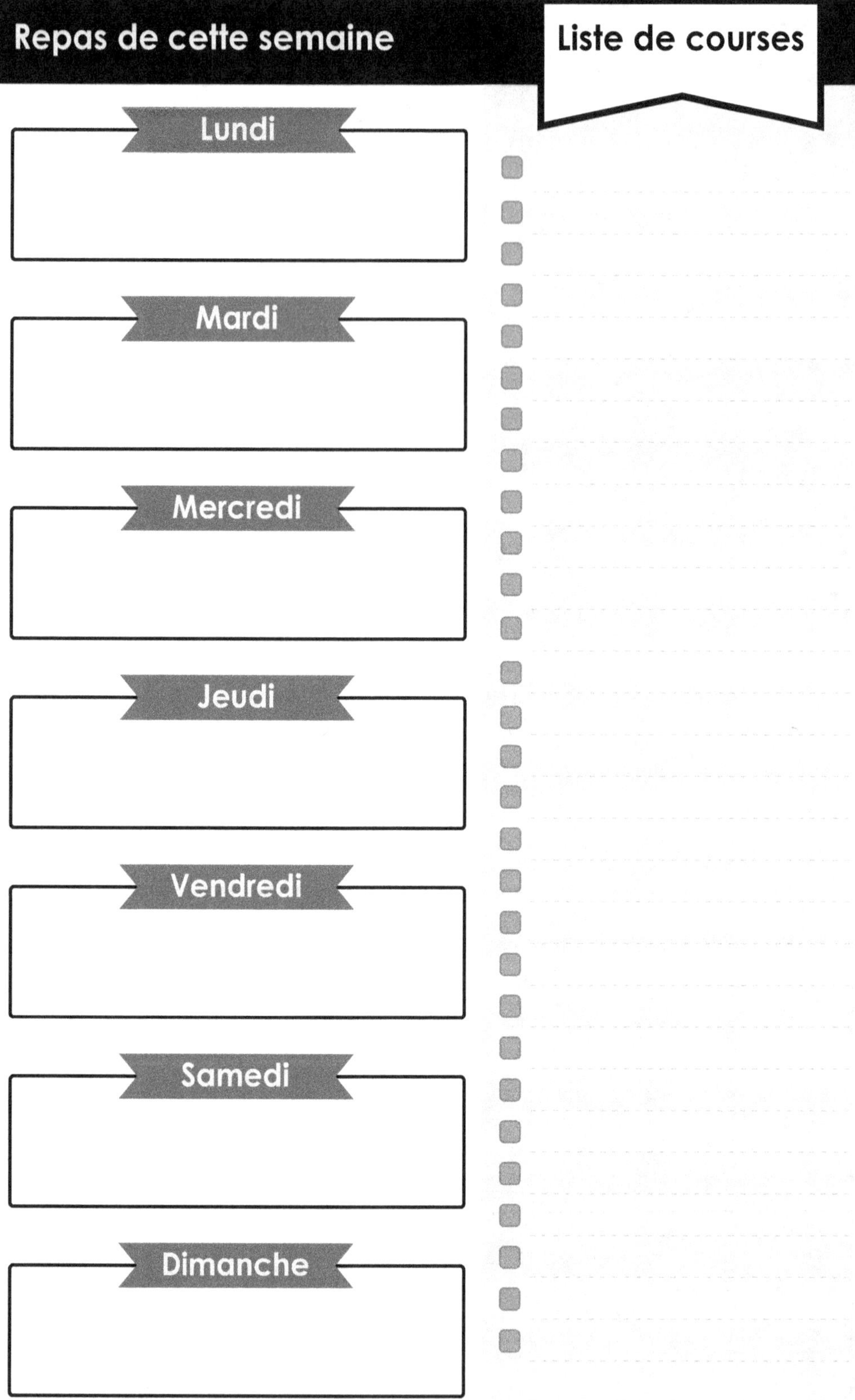# Repas de cette semaine

Liste de courses

Lundi

Mardi

Mercredi

Jeudi

Vendredi

Samedi

Dimanche

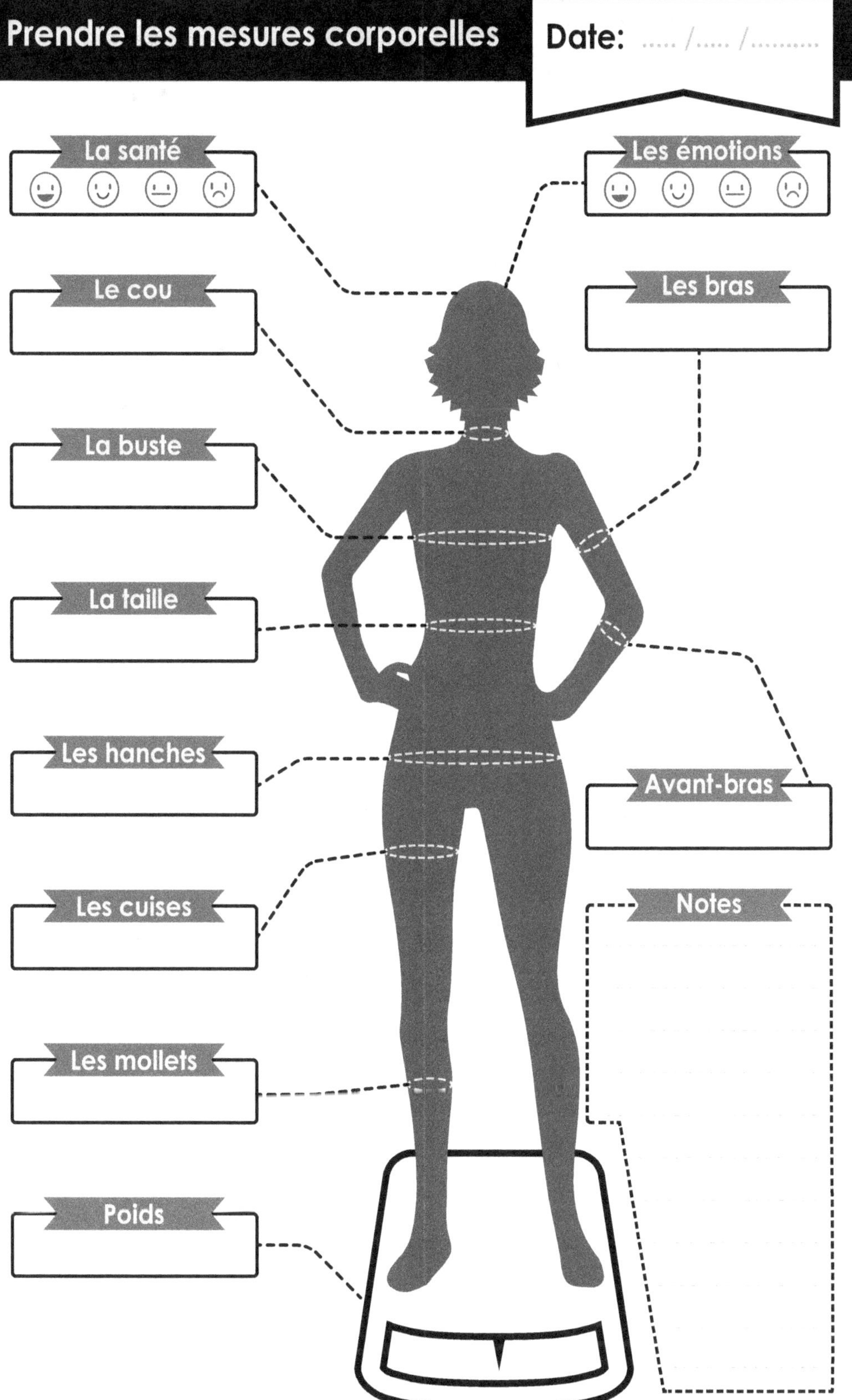

Prendre les mesures corporelles
Date: ..... / ..... / ....
La santé
Les émotions
Le cou
Les bras
La buste
La taille
Les hanches
Avant-bras
Les cuises
Notes
Les mollets
Poids

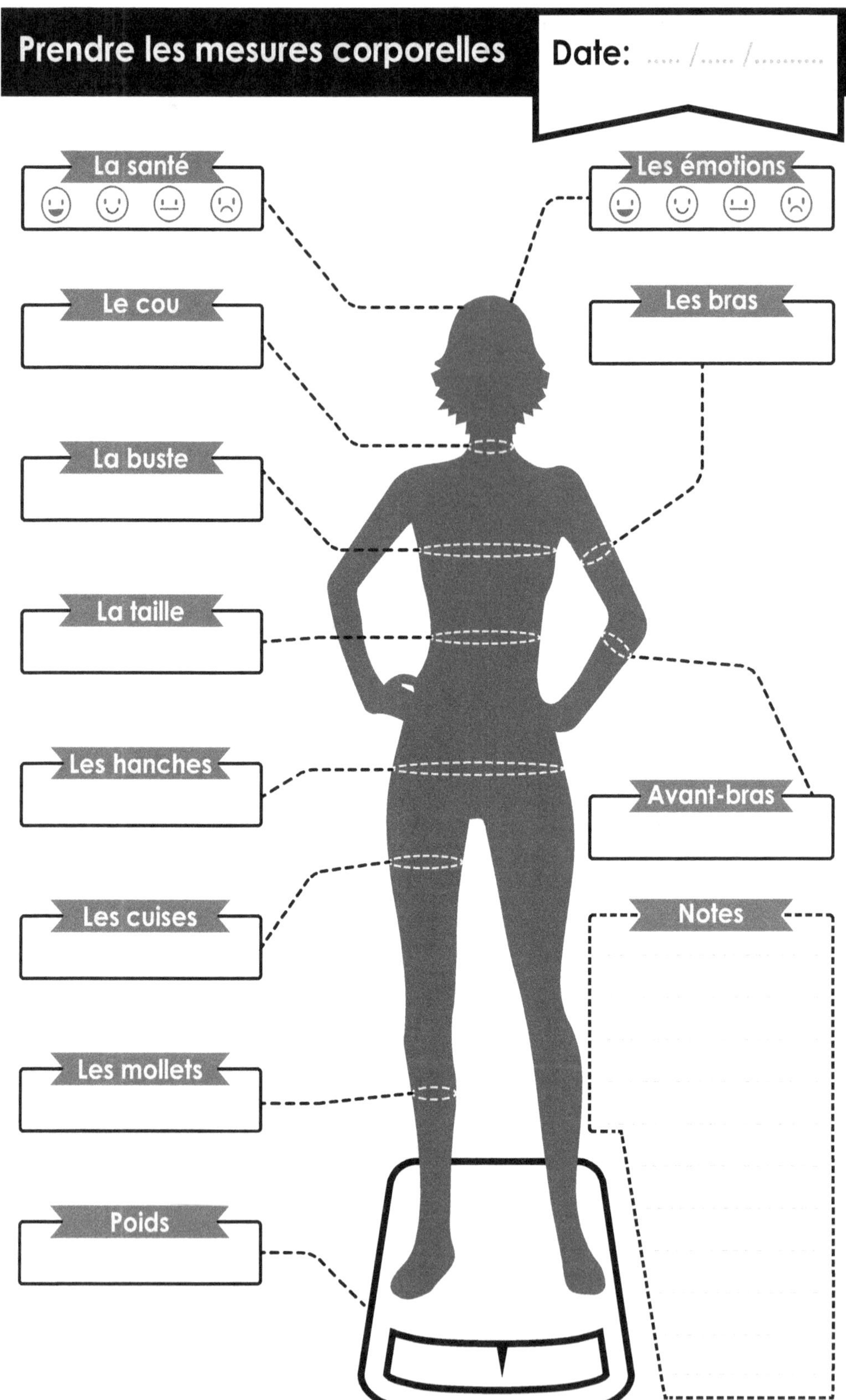

Prendre les mesures corporelles
Date: ..... /..... /..........
La santé
Les émotions
Le cou
Les bras
La buste
La taille
Les hanches
Avant-bras
Les cuises
Notes
Les mollets
Poids

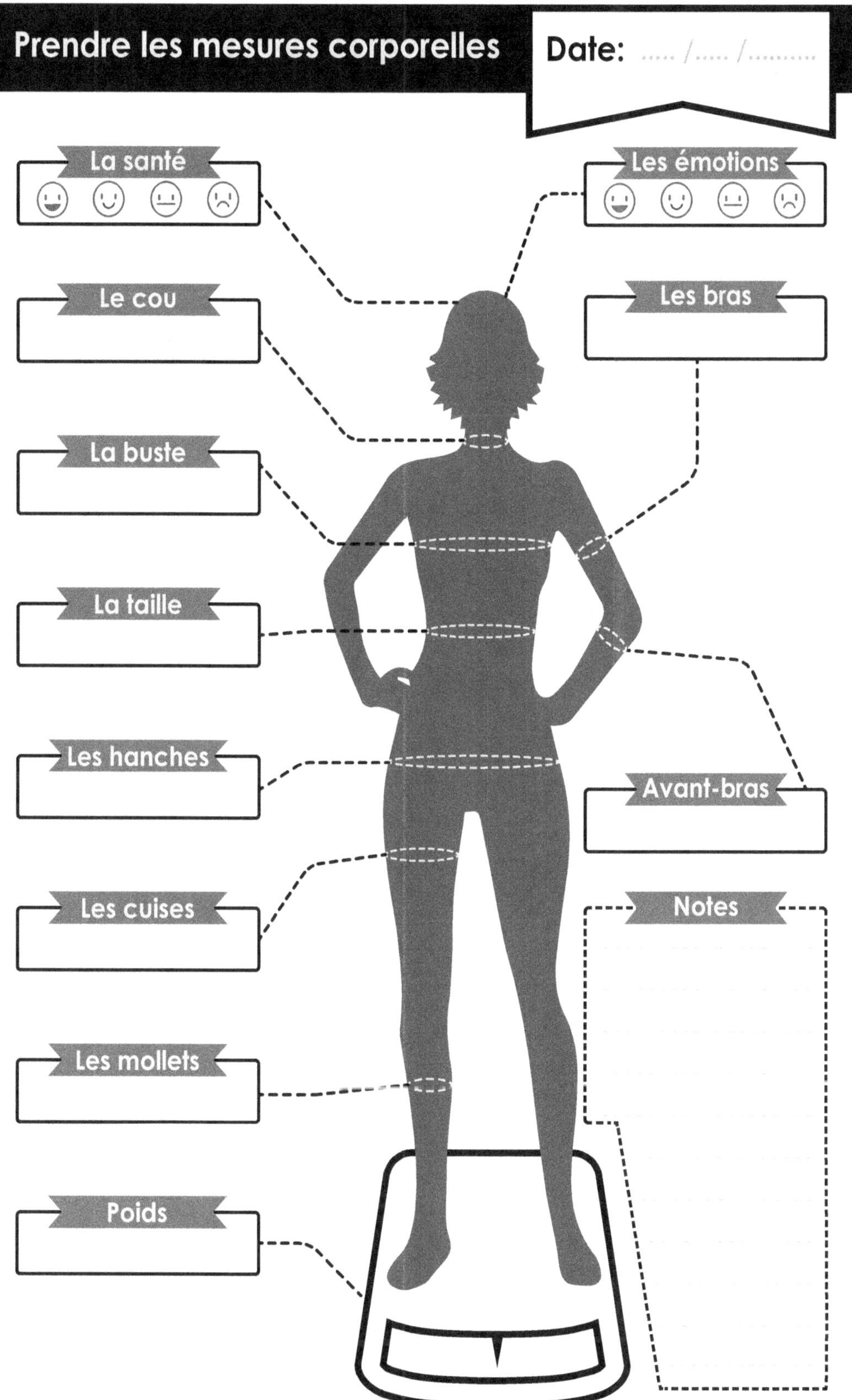

Prendre les mesures corporelles
Date: ..... / ..... / ....
La santé
Les émotions
Le cou
Les bras
La buste
La taille
Les hanches
Avant-bras
Les cuises
Notes
Les mollets
Poids

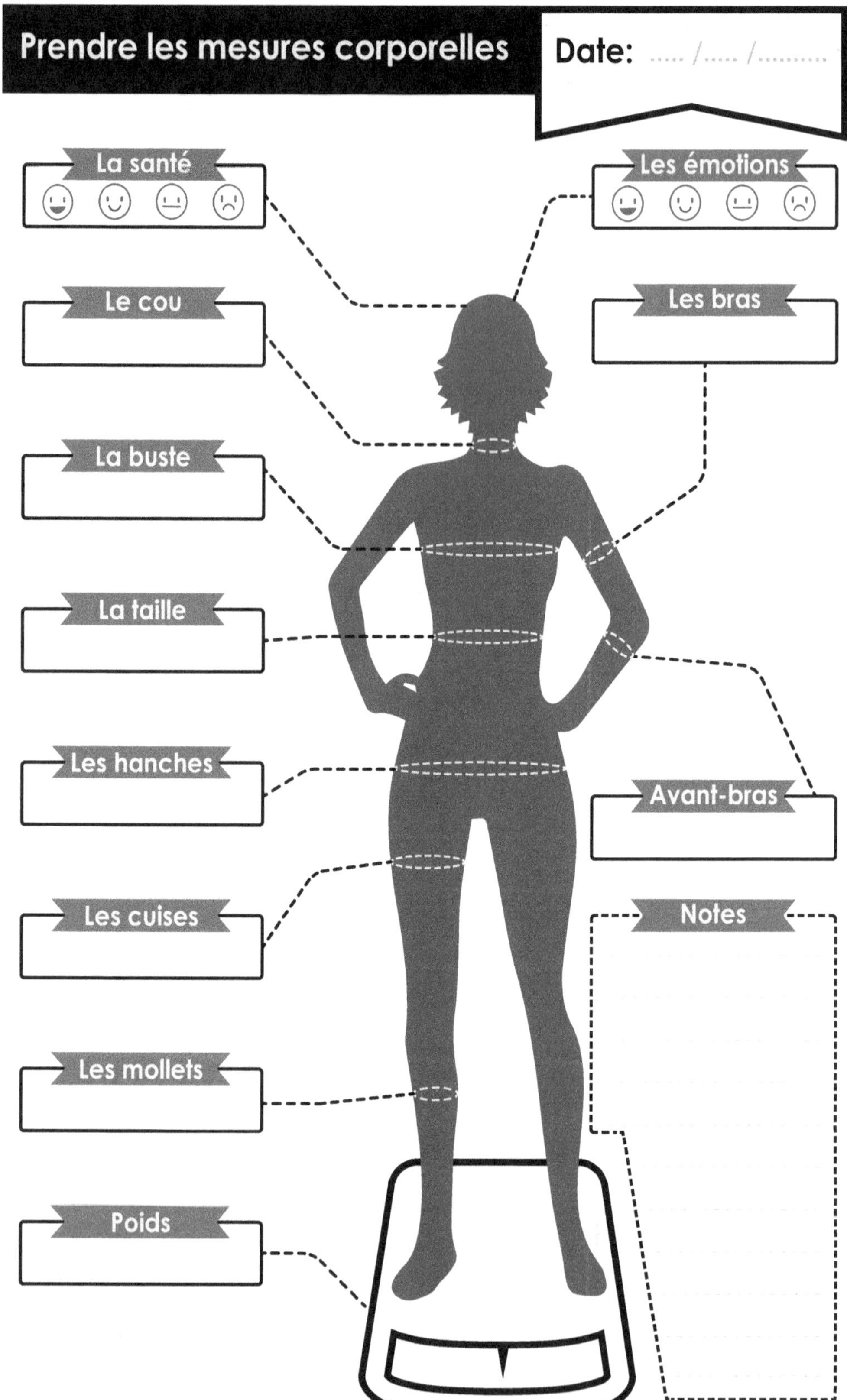

Prendre les mesures corporelles
Date: ..... / ..... / ....
La santé
Les émotions
Le cou
Les bras
La buste
La taille
Les hanches
Avant-bras
Les cuises
Notes
Les mollets
Poids

Prendre les mesures corporelles

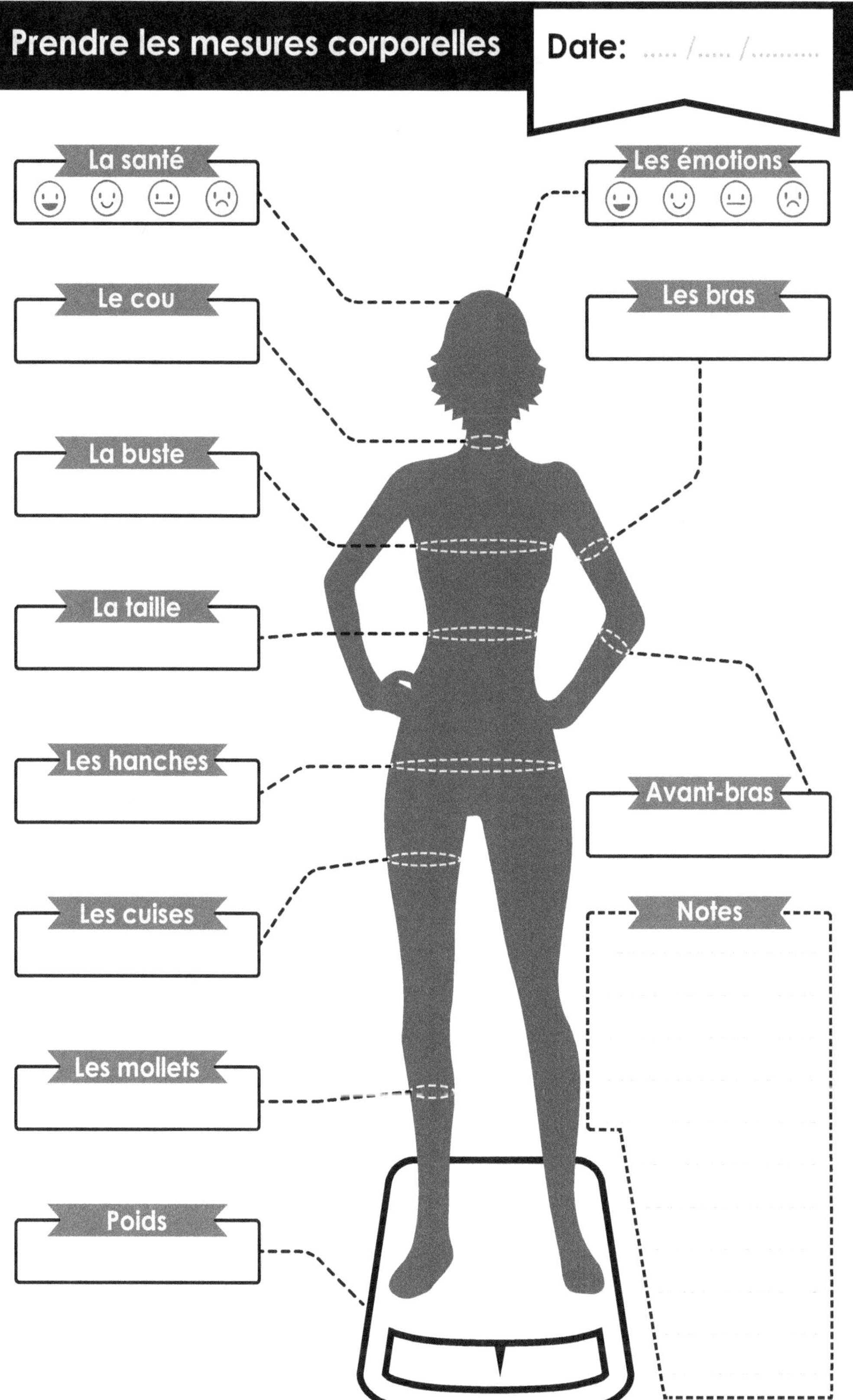

Prendre les mesures corporelles

Date: ..... / ..... / ....

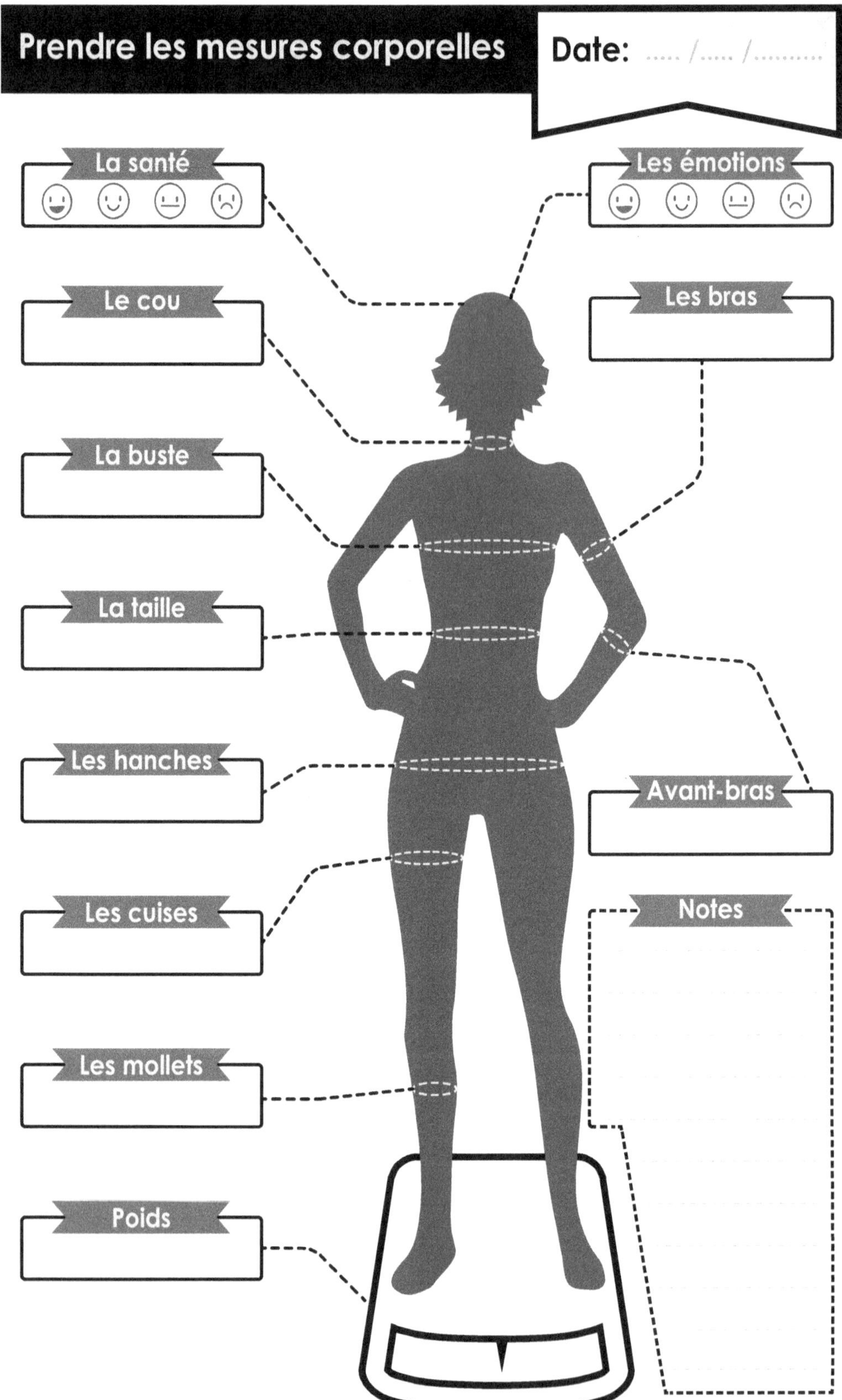

Prendre les mesures corporelles

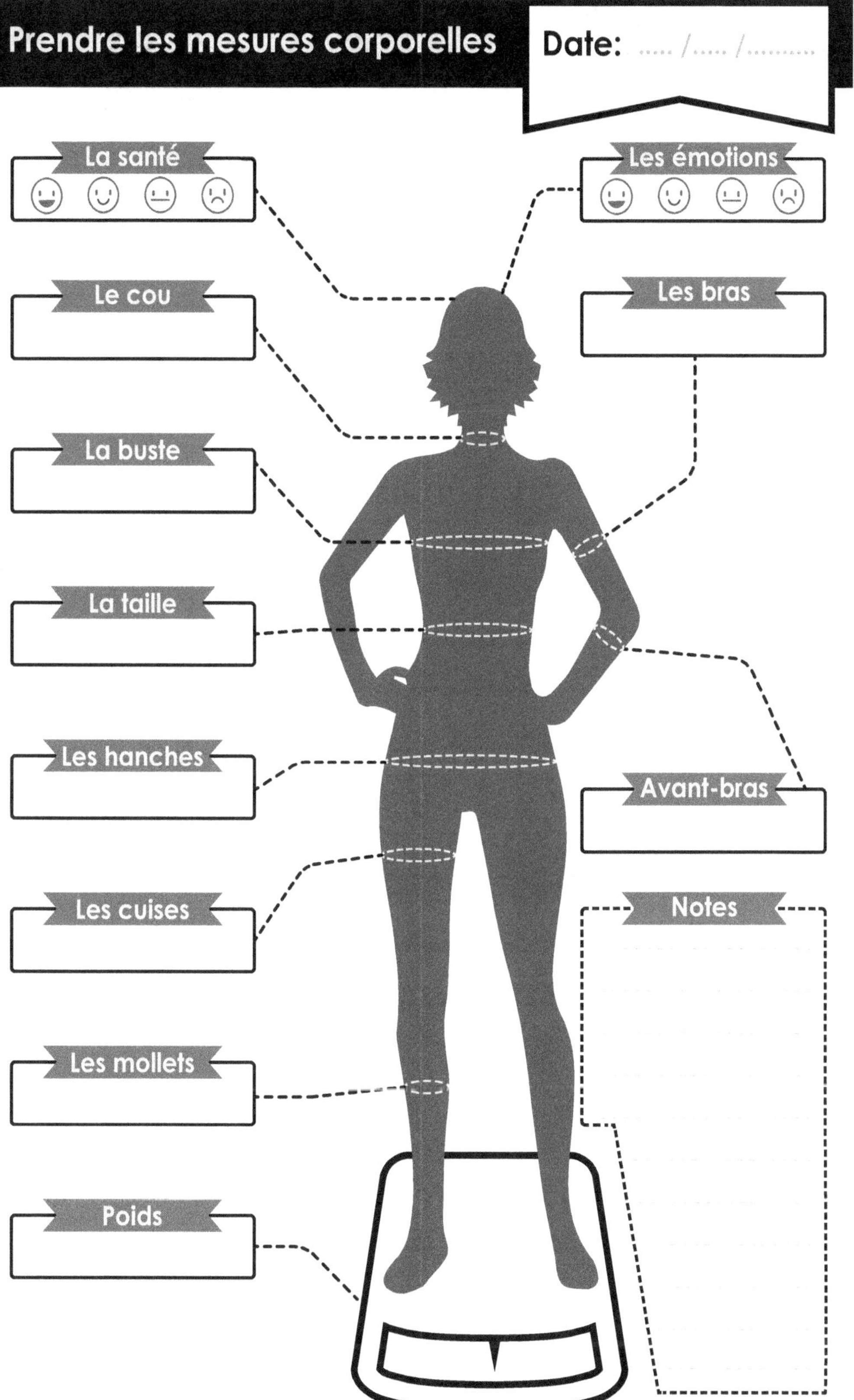

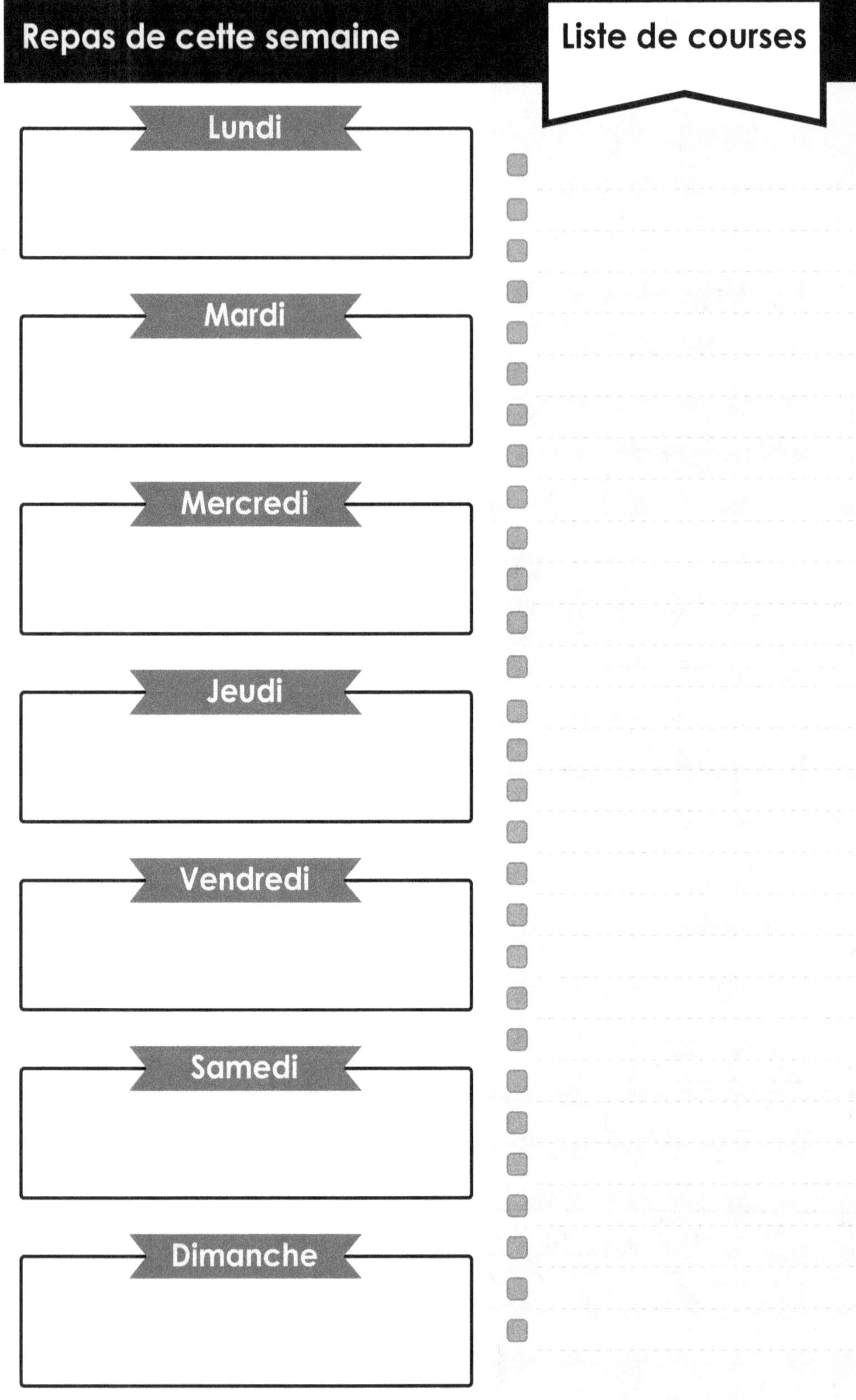

Repas de cette semaine
Liste de courses
Lundi
Mardi
Mercredi
Jeudi
Vendredi
Samedi
Dimanche

Les Exercices

Les objectifs de la semaine:

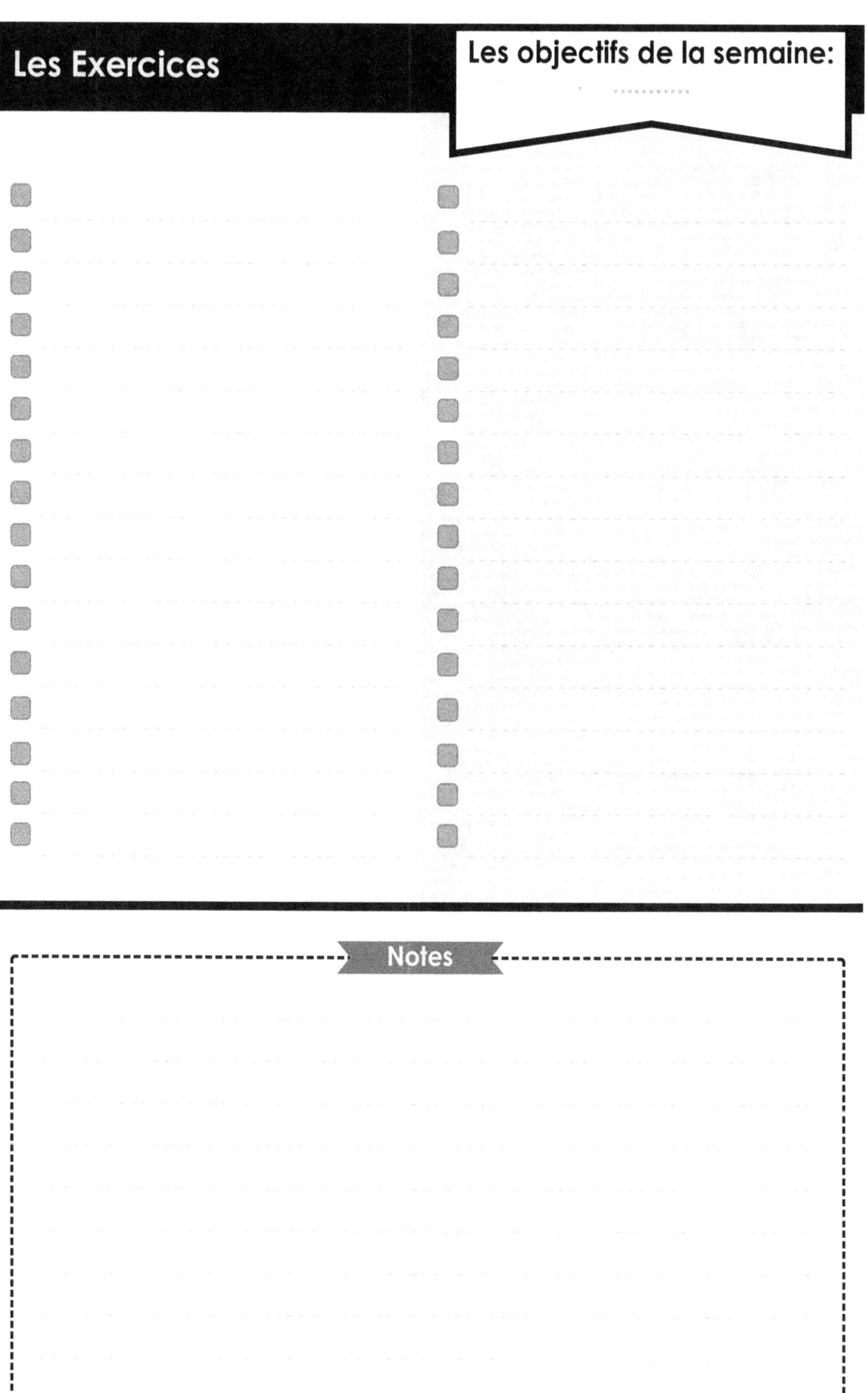

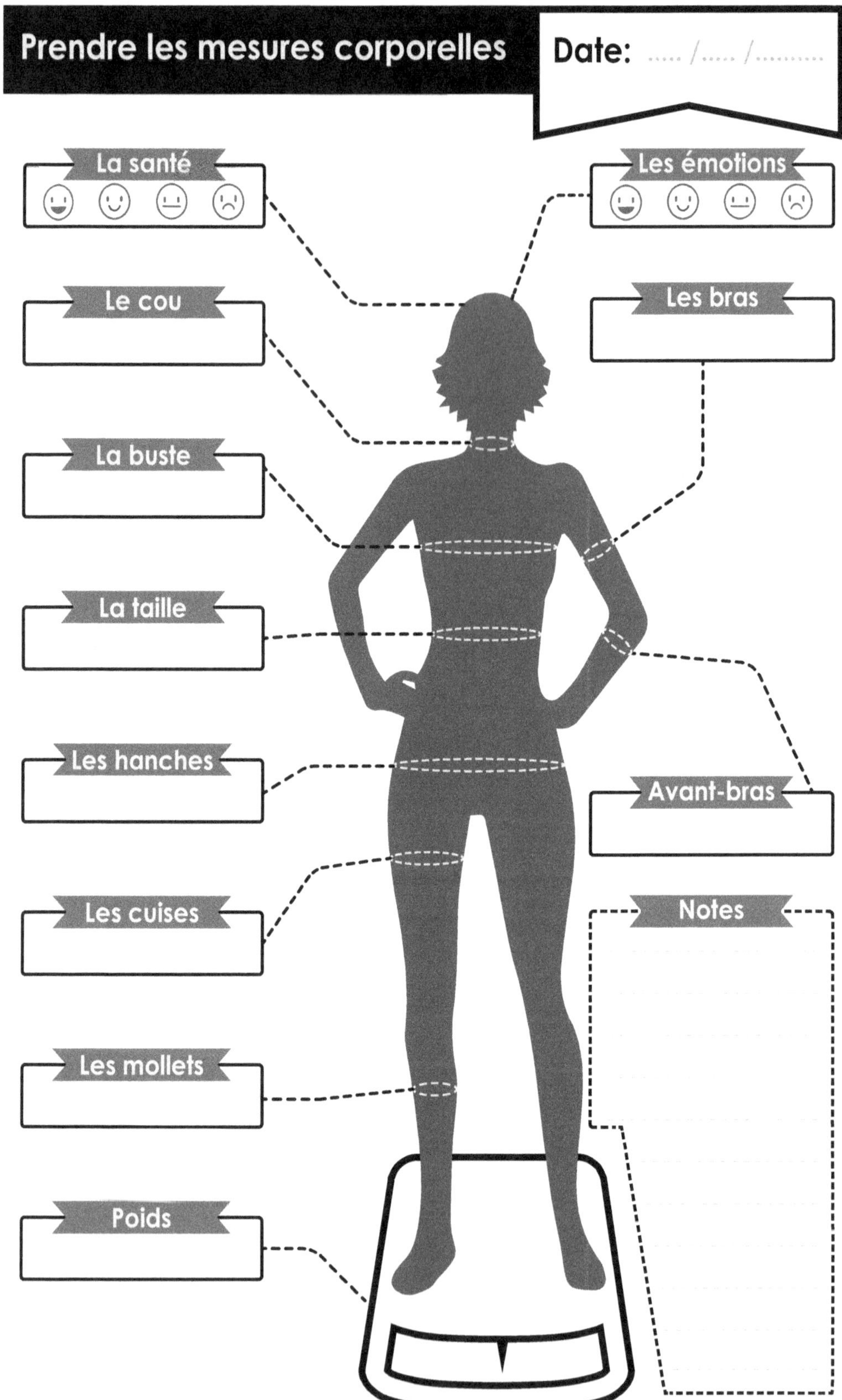

Prendre les mesures corporelles
Date: ..... / ..... / ....
La santé
Les émotions
Le cou
Les bras
La buste
La taille
Les hanches
Avant-bras
Les cuises
Notes
Les mollets
Poids

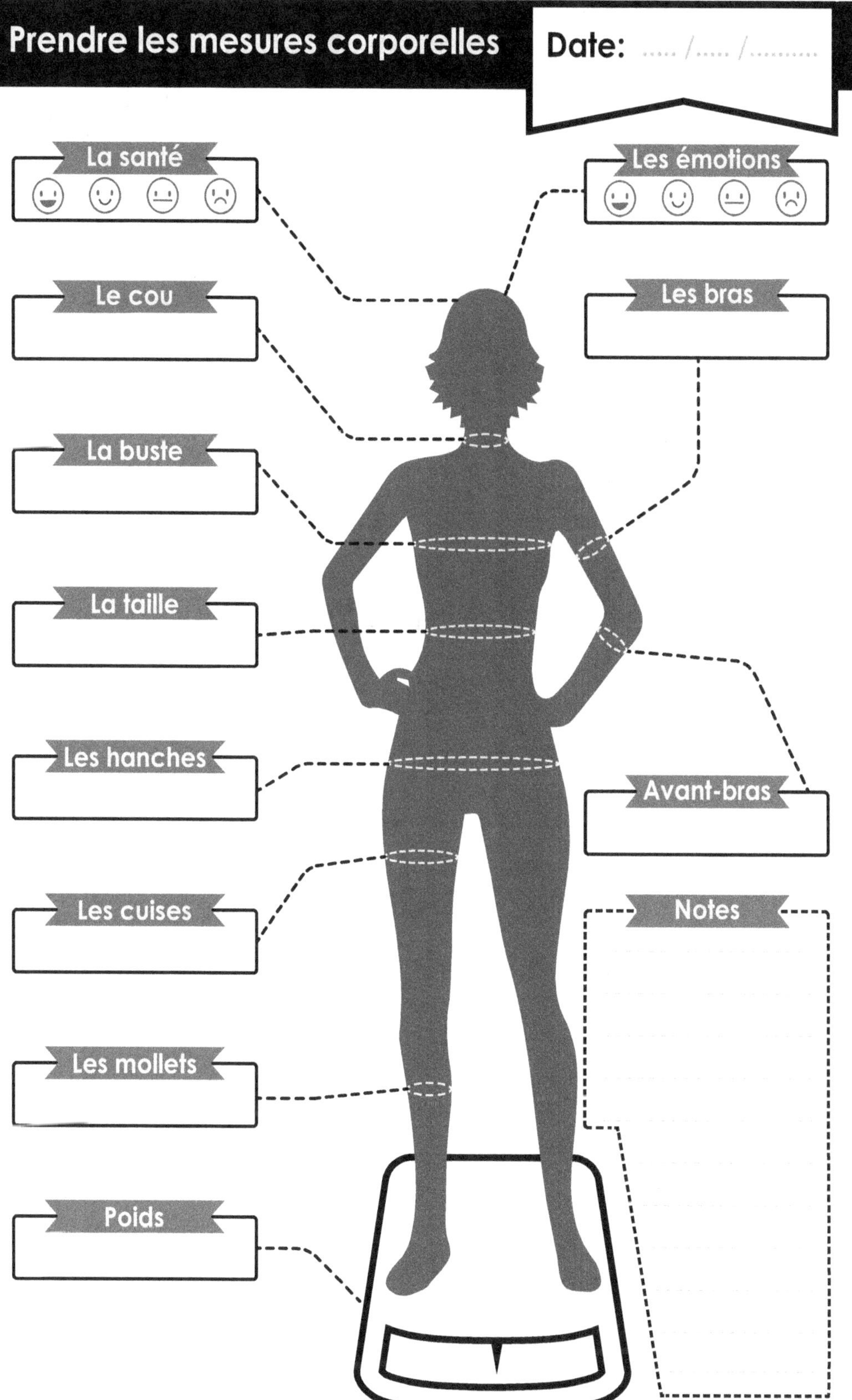

Prendre les mesures corporelles
Date: ..... / ..... / ....
La santé
Les émotions
Le cou
Les bras
La buste
La taille
Avant-bras
Les hanches
Notes
Les cuises
Les mollets
Poids

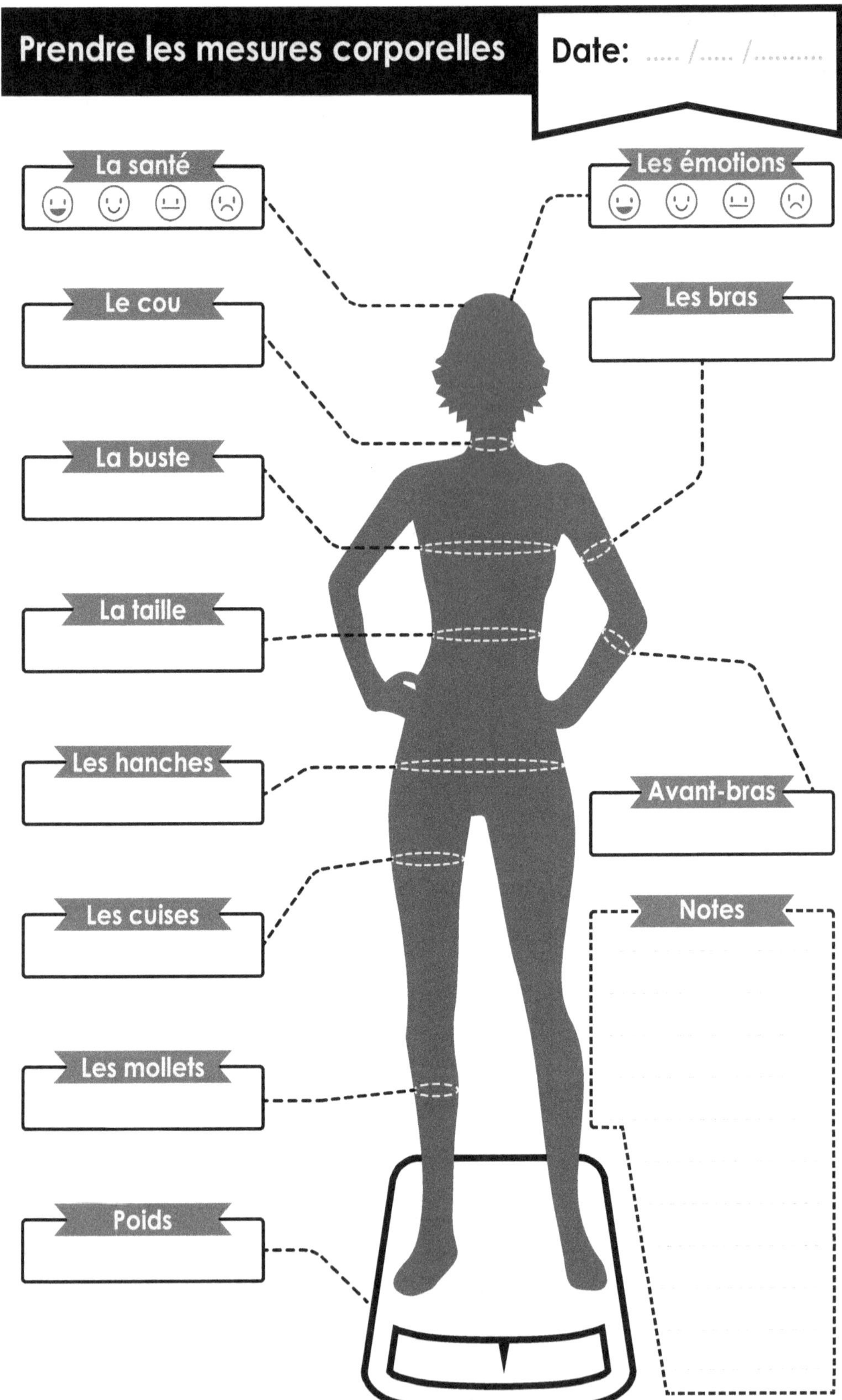

Prendre les mesures corporelles
Date: ..... / ..... / ....
La santé
Les émotions
Le cou
Les bras
La buste
La taille
Les hanches
Avant-bras
Les cuises
Notes
Les mollets
Poids

Prendre les mesures corporelles

Date: ..... / ..... / ....

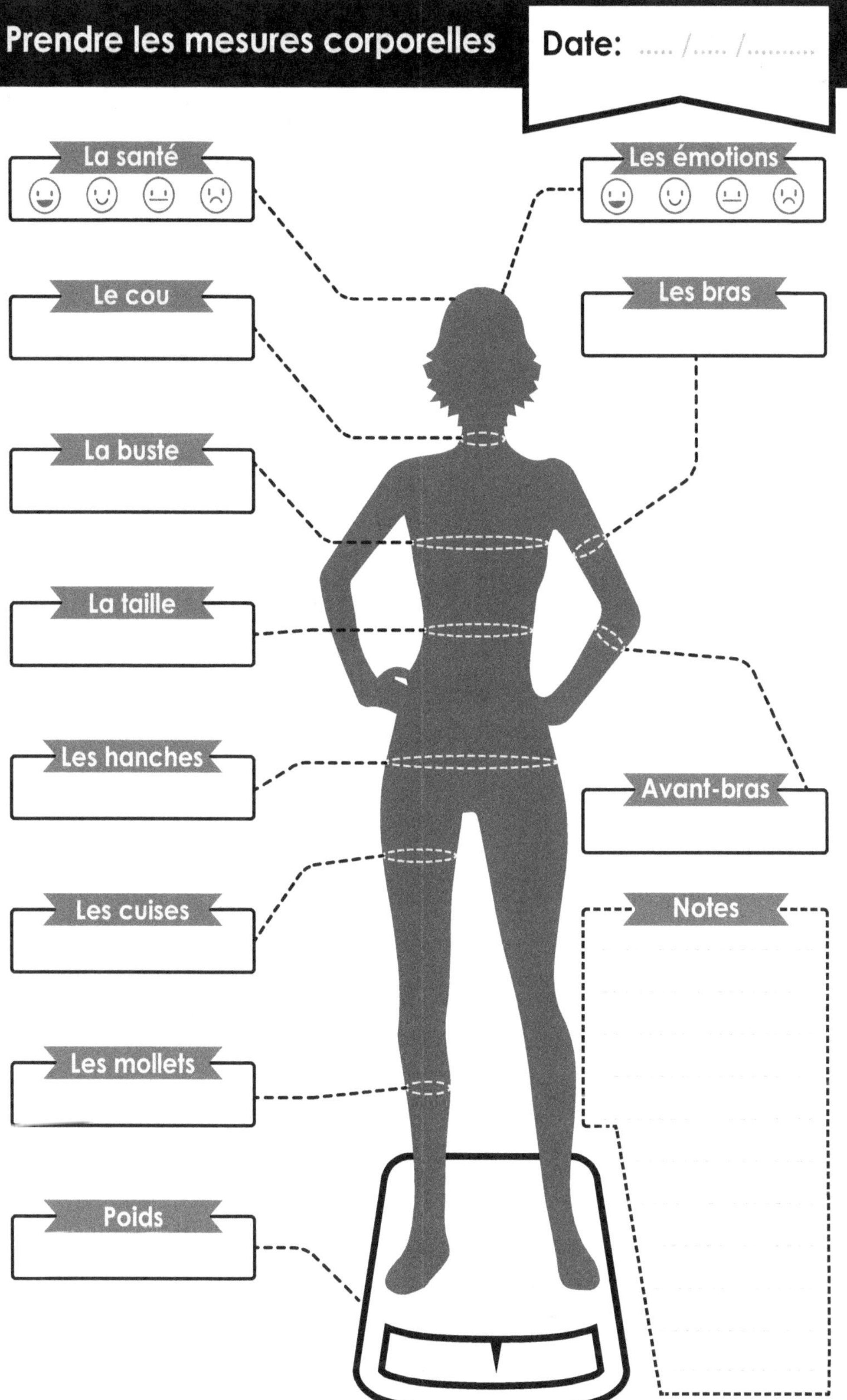

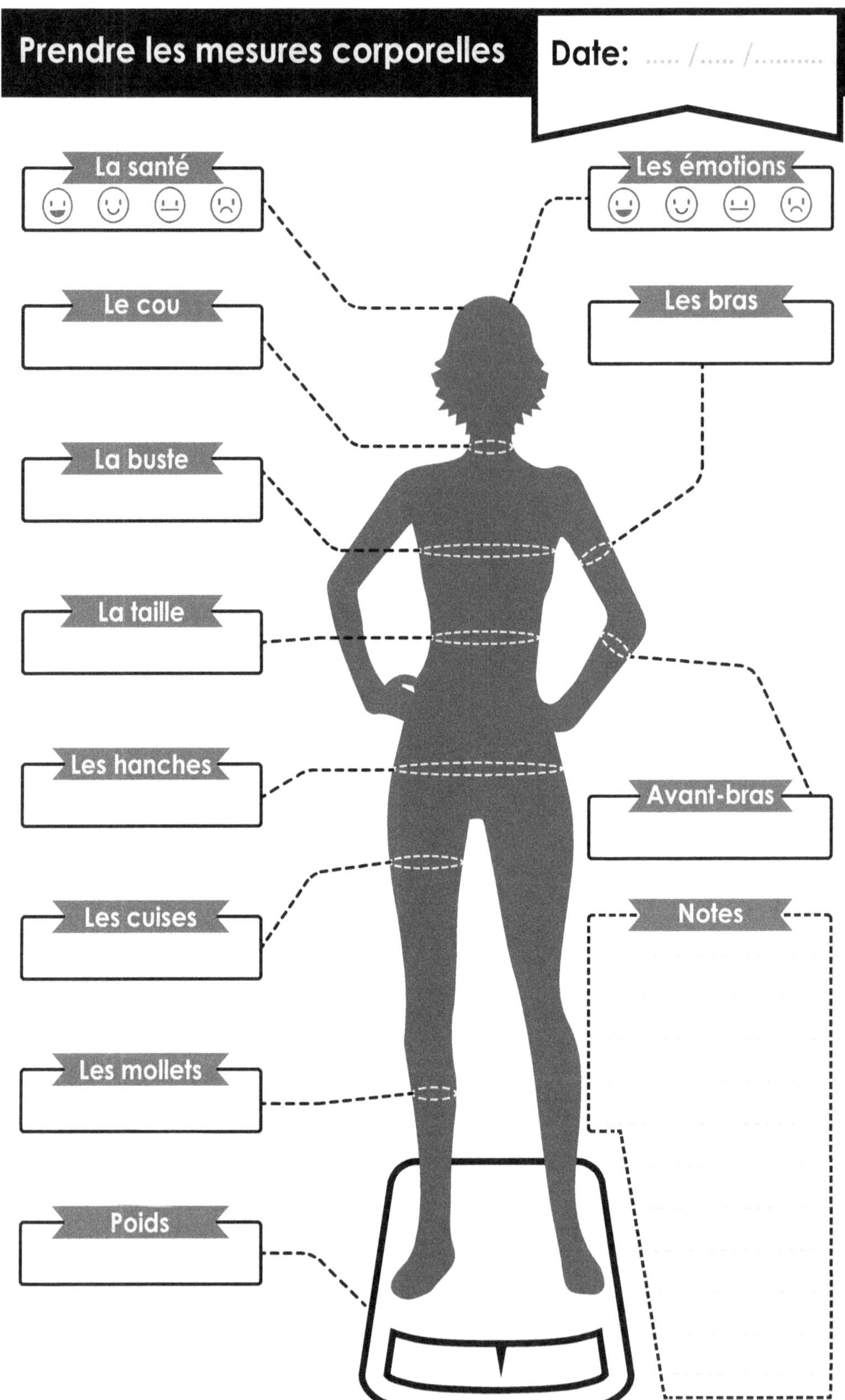

Prendre les mesures corporelles
Date: ..... / ..... / ....
La santé
Les émotions
Le cou
Les bras
La buste
La taille
Les hanches
Avant-bras
Les cuises
Notes
Les mollets
Poids

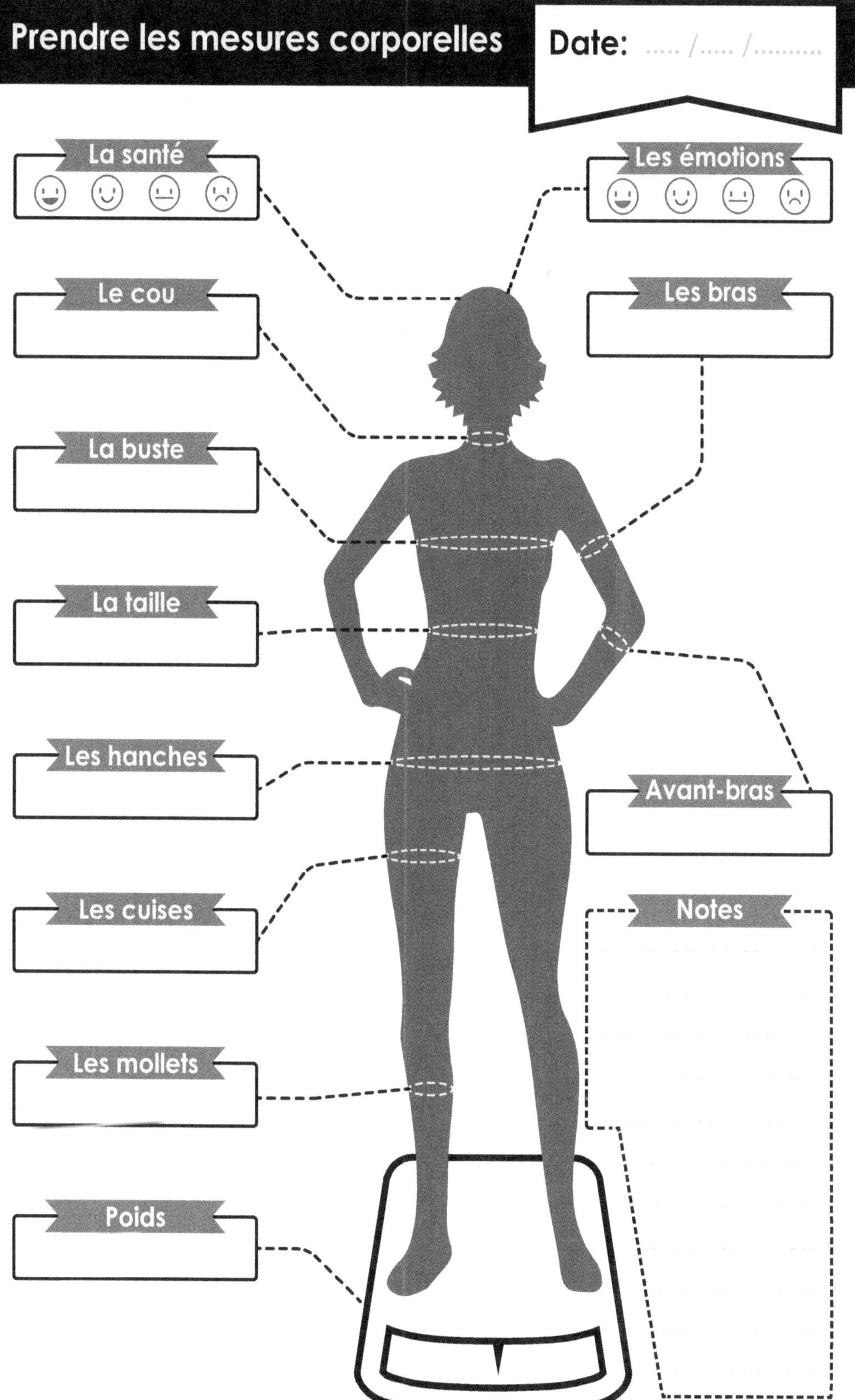

Prendre les mesures corporelles
Date: ..... / ..... / ....
La santé
Les émotions
Le cou
Les bras
La buste
La taille
Avant-bras
Les hanches
Notes
Les cuises
Les mollets
Poids

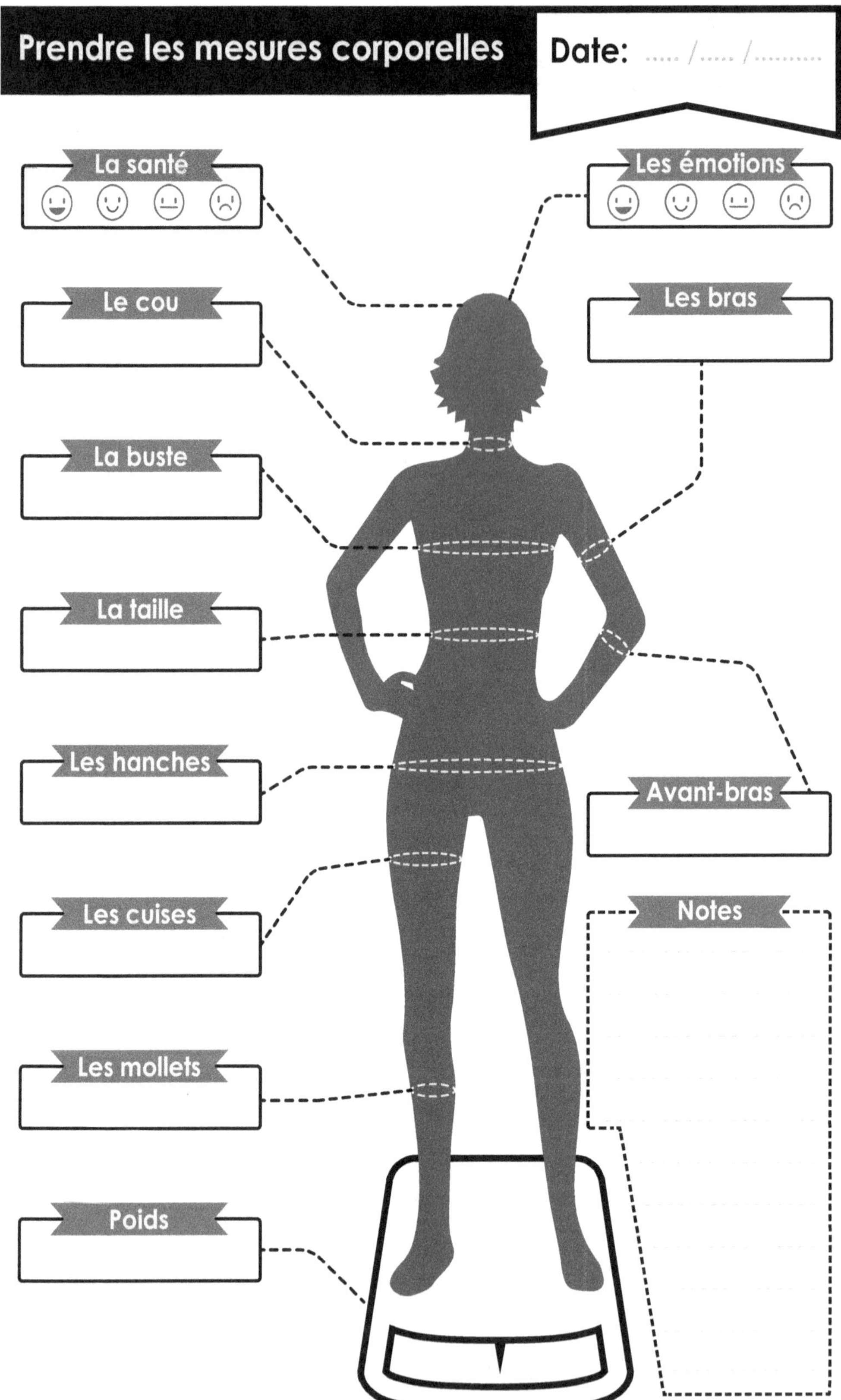

Prendre les mesures corporelles
Date: ..... / ..... / ....
La santé
Les émotions
Le cou
Les bras
La buste
La taille
Les hanches
Avant-bras
Les cuises
Notes
Les mollets
Poids

Les Exercices

Les objectifs de la semaine:

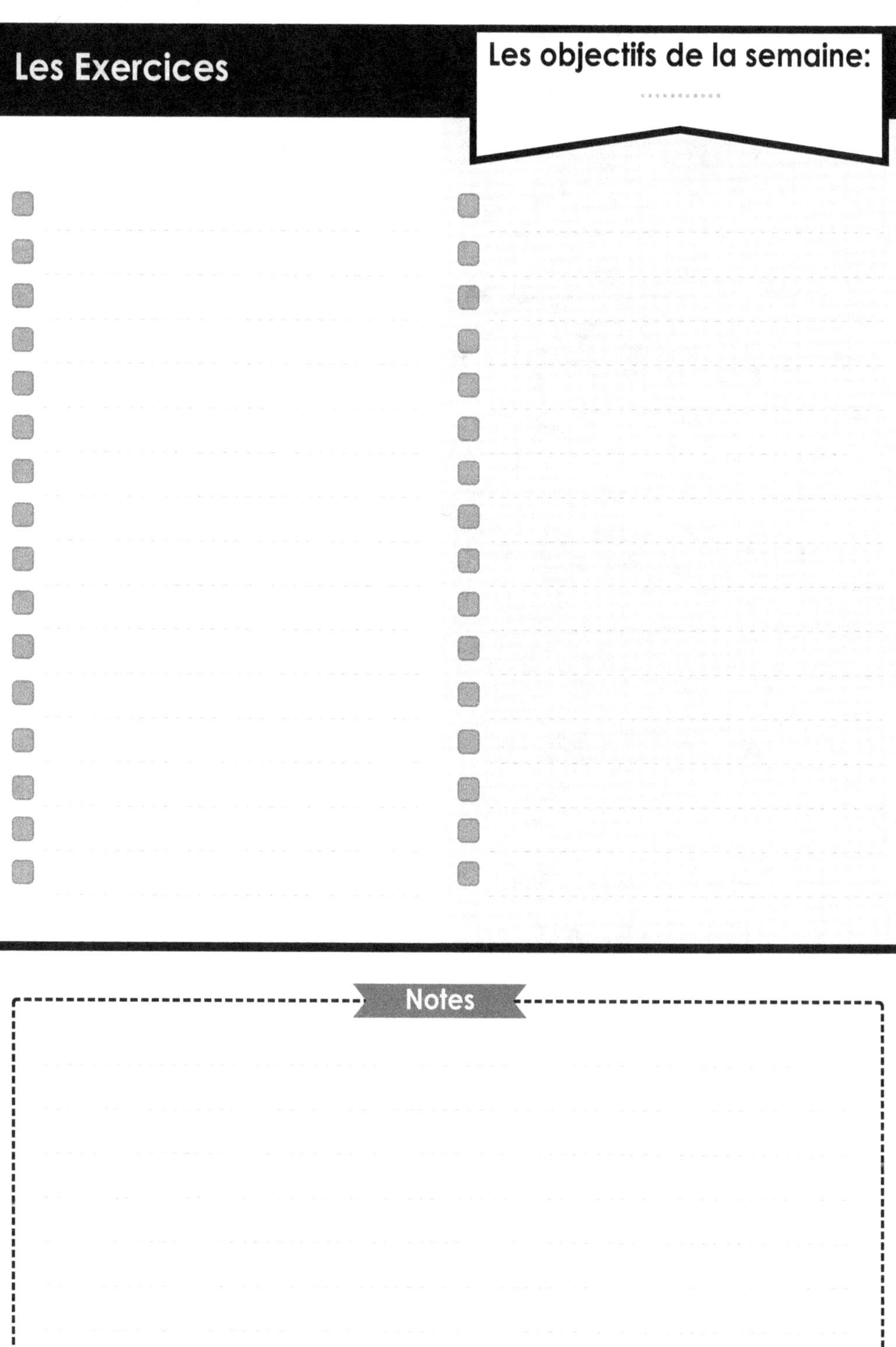

Notes

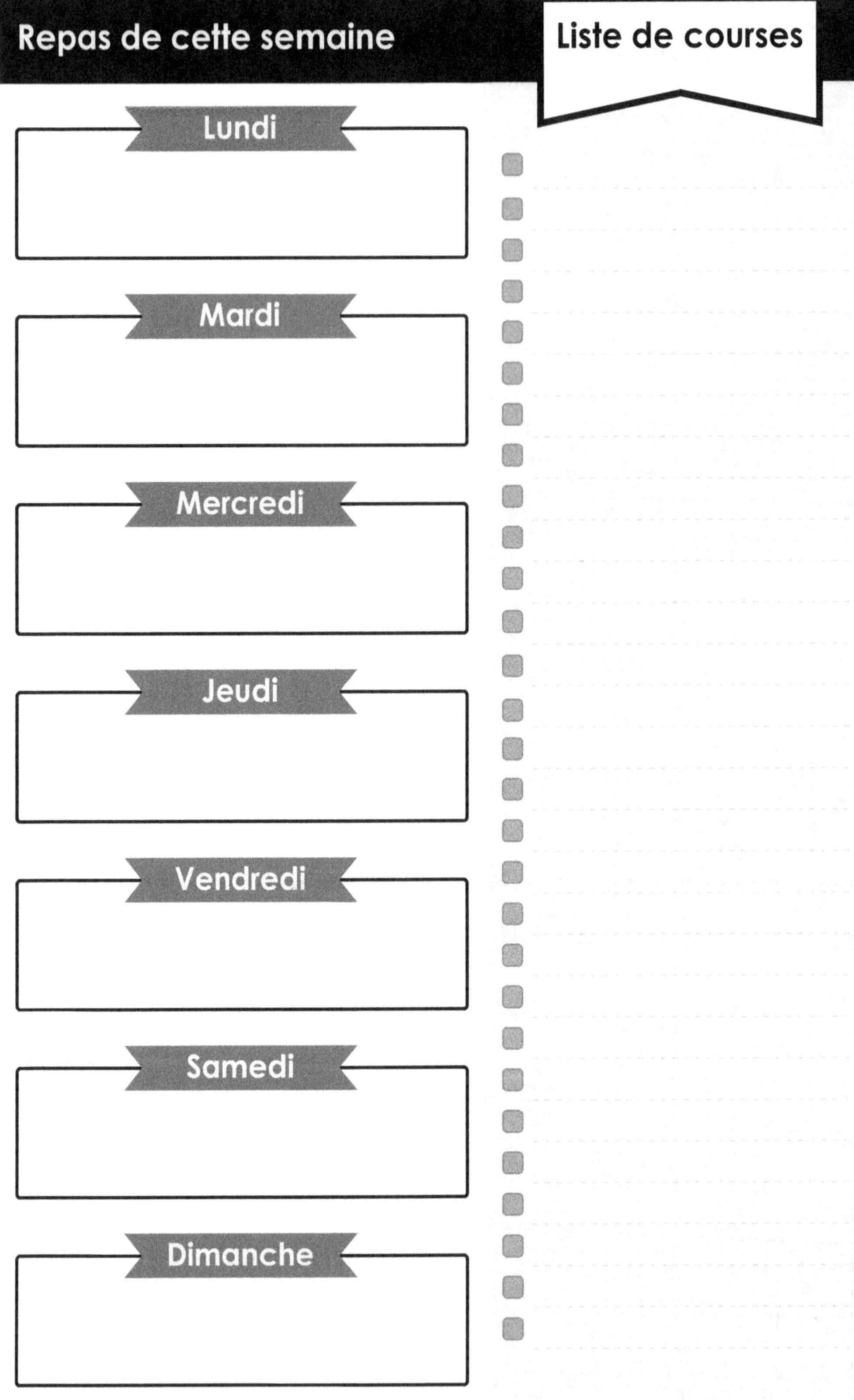

Repas de cette semaine
Liste de courses
Lundi
Mardi
Mercredi
Jeudi
Vendredi
Samedi
Dimanche

Date: ...... / ...... / ....

La santé
Les émotions
Le cou
Les bras
La buste
La taille
Les hanches
Avant-bras
Les cuises
Notes
Les mollets
Poids

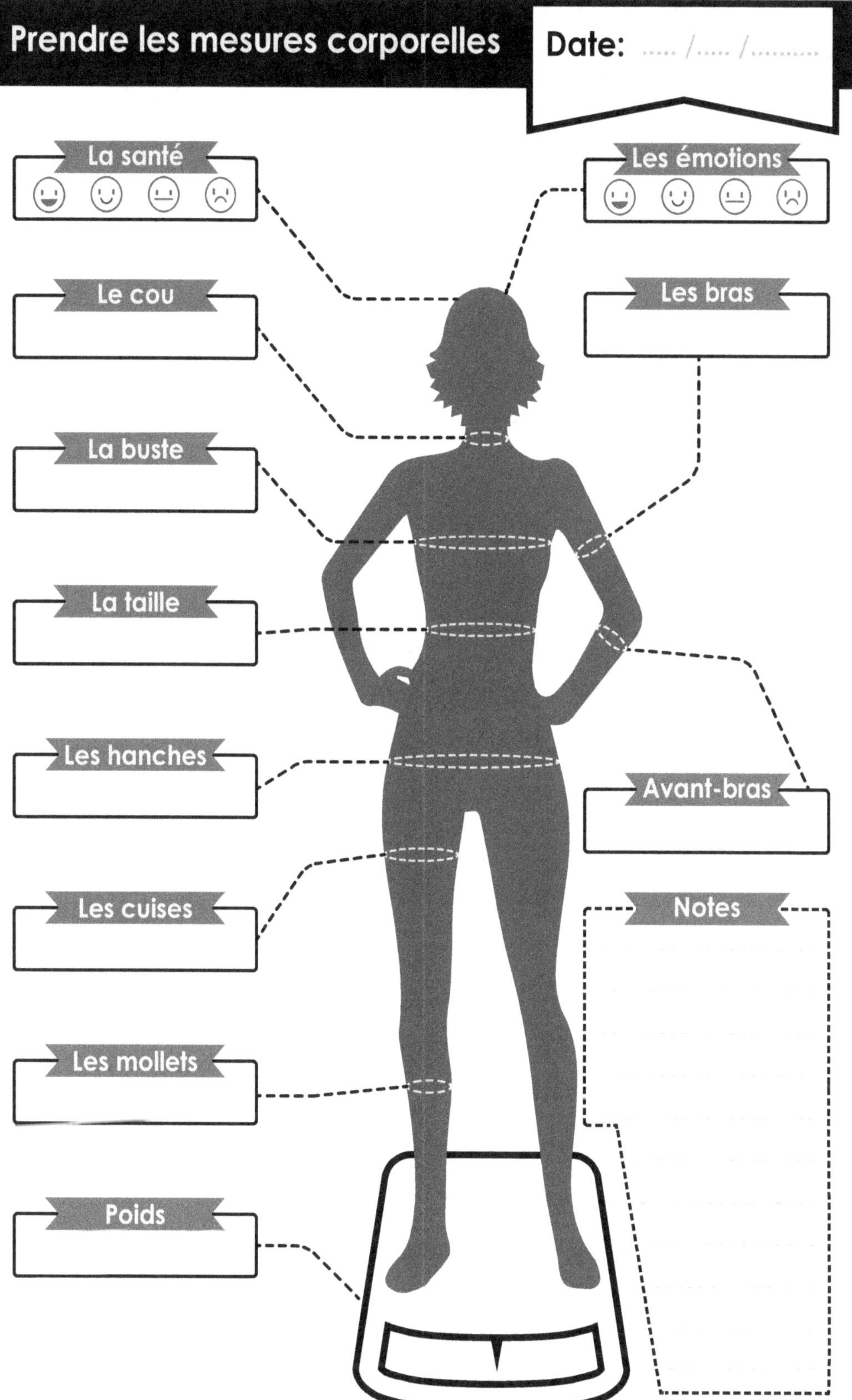

Prendre les mesures corporelles

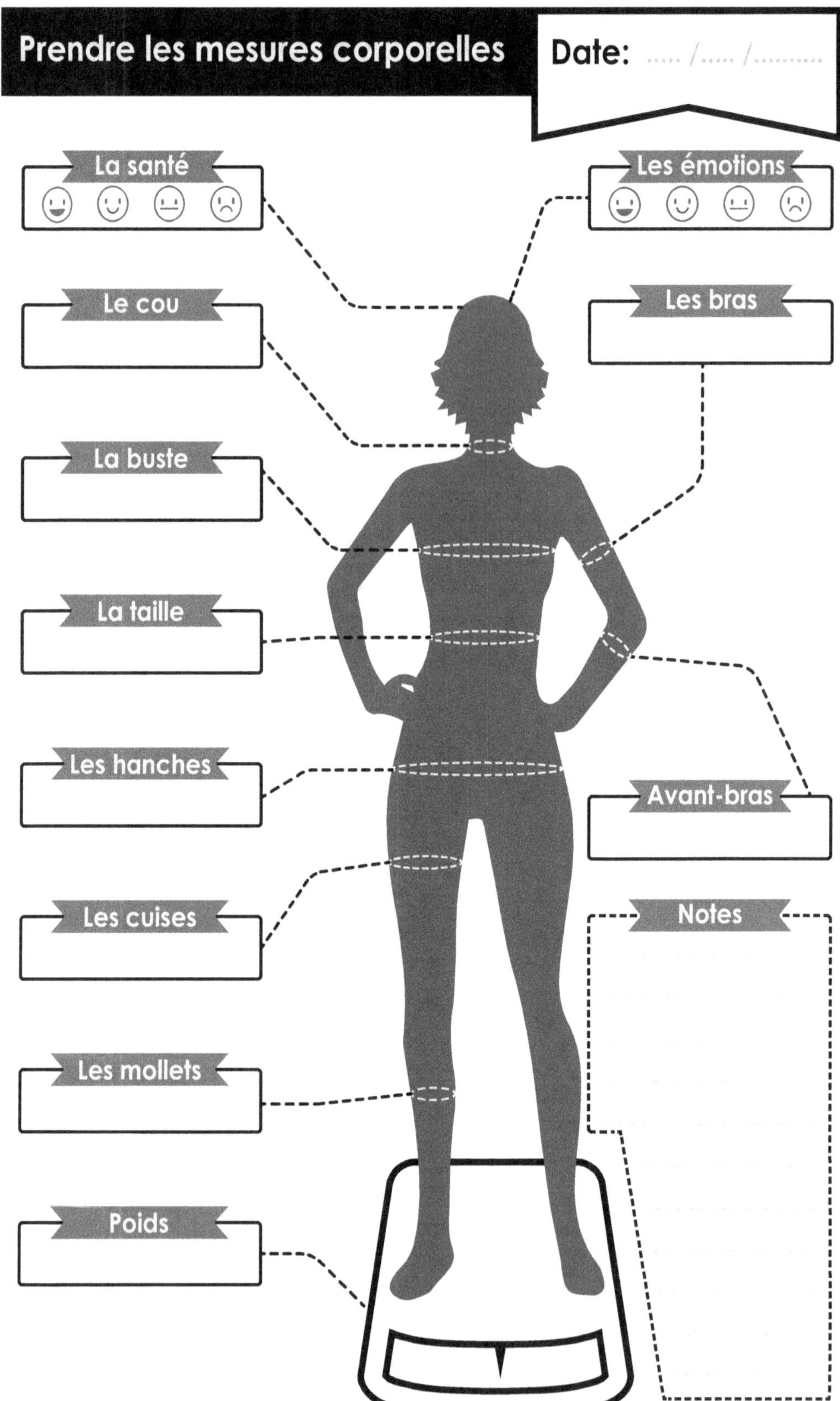

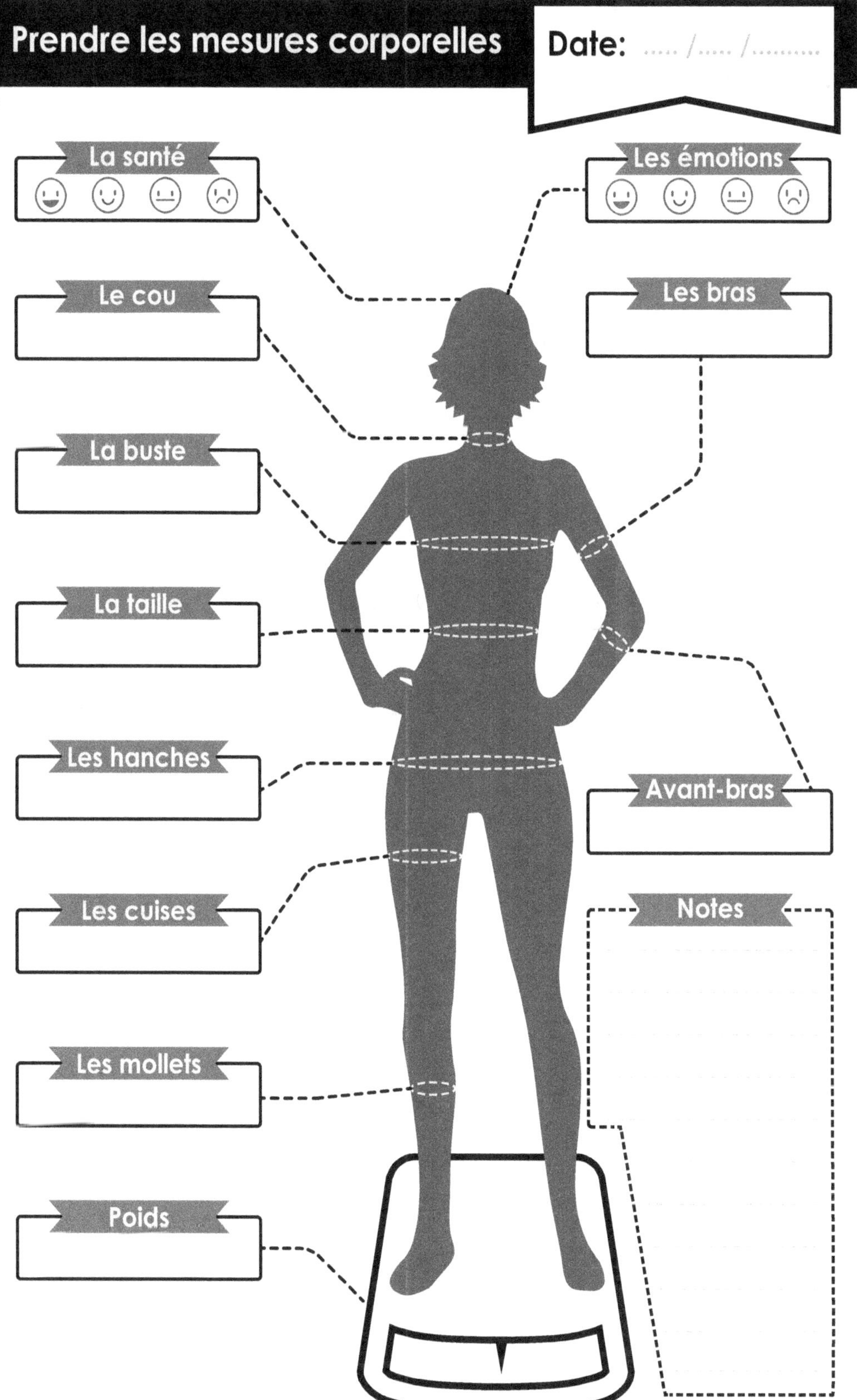

Prendre les mesures corporelles
Date: ..... / ..... / ....
La santé
Les émotions
Le cou
Les bras
La buste
La taille
Avant-bras
Les hanches
Les cuises
Notes
Les mollets
Poids

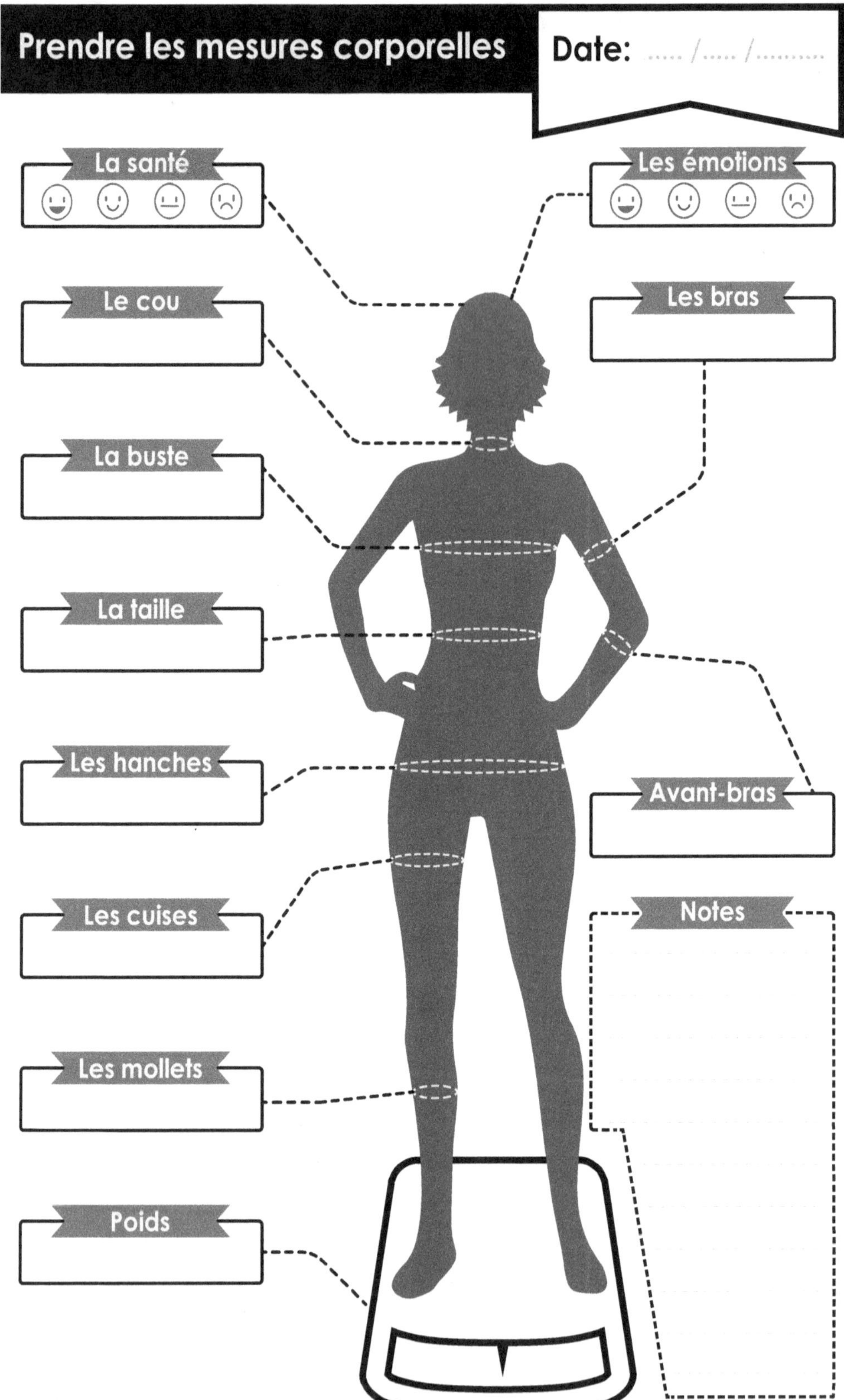

Prendre les mesures corporelles
Date: ...... / ...... / ....
La santé
Les émotions
Le cou
Les bras
La buste
La taille
Les hanches
Avant-bras
Les cuises
Notes
Les mollets
Poids

Prendre les mesures corporelles

Date: ..... / ..... / ....

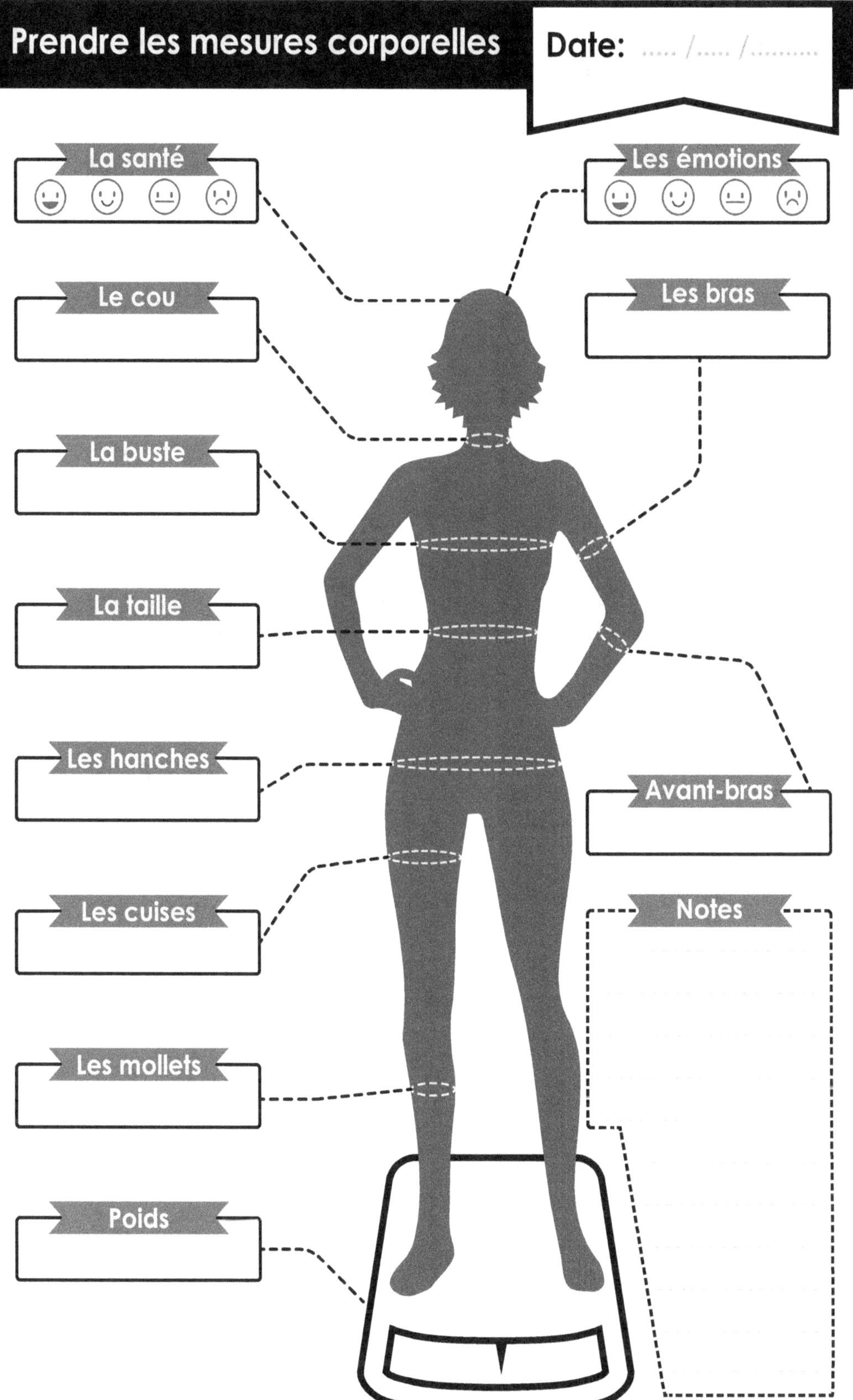

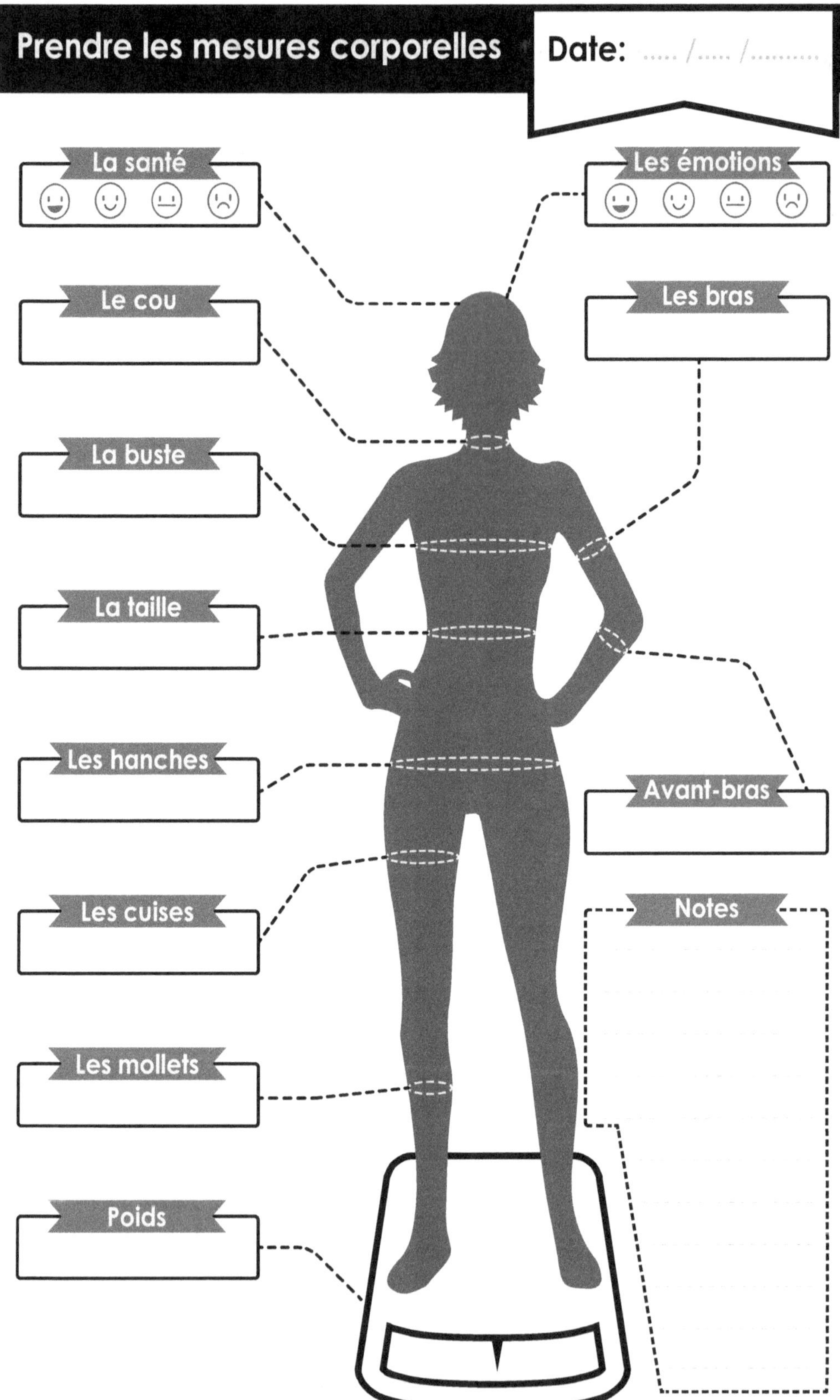

Prendre les mesures corporelles
Date: ..... / ..... / ....
La santé
Les émotions
Le cou
Les bras
La buste
La taille
Les hanches
Avant-bras
Les cuises
Notes
Les mollets
Poids

Prendre les mesures corporelles

Date: ..... / ..... / ....

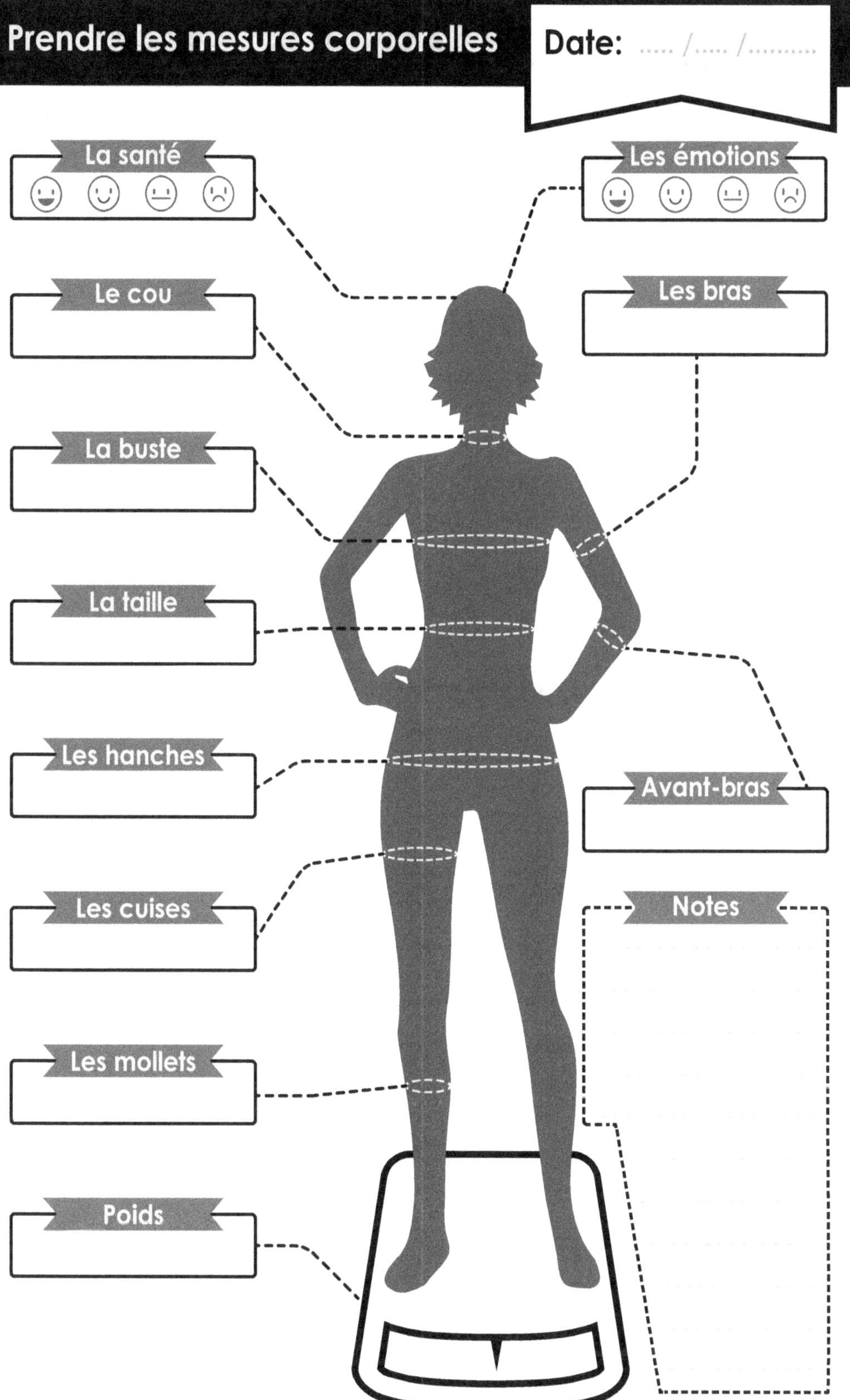

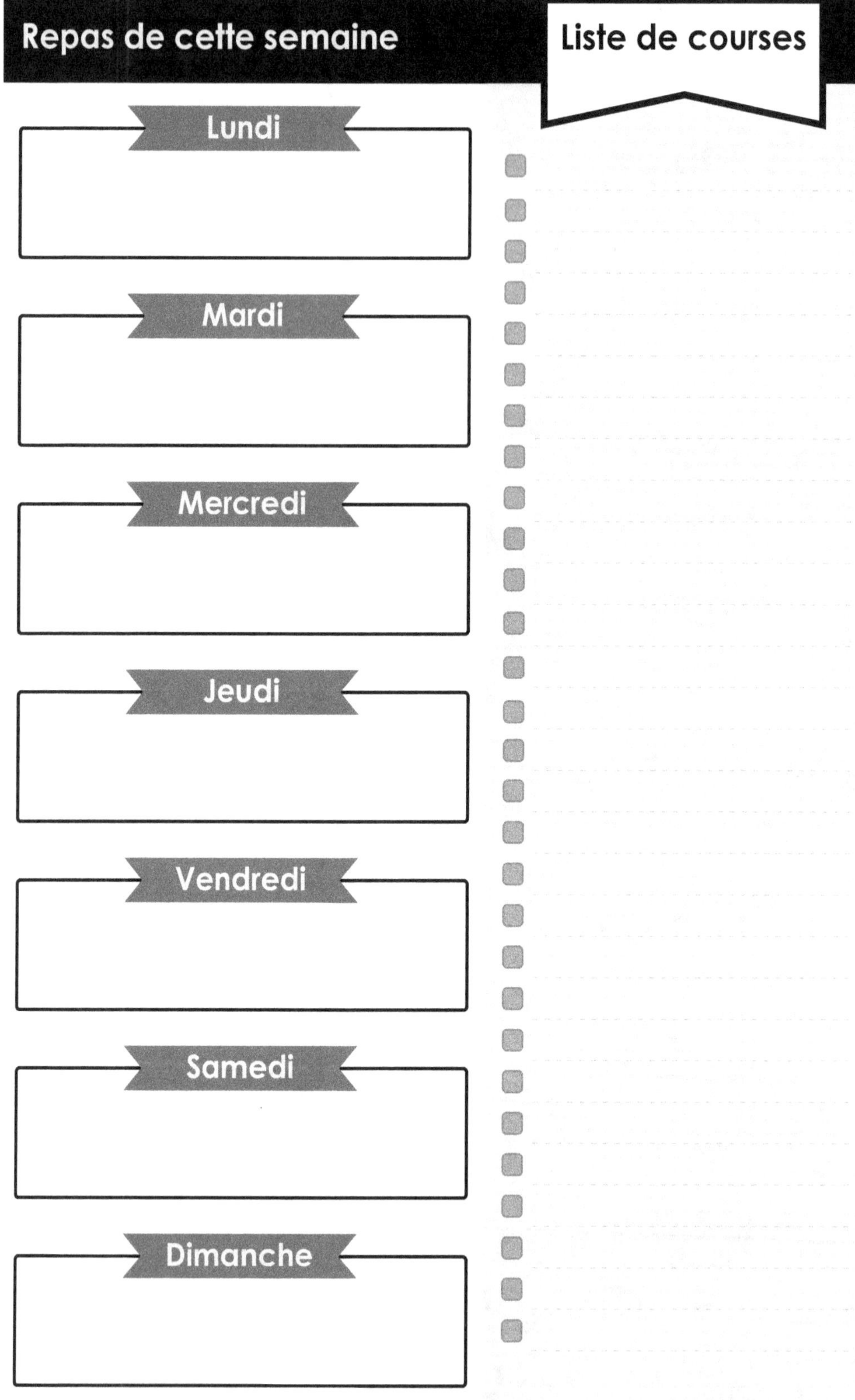

Repas de cette semaine
Liste de courses
Lundi
Mardi
Mercredi
Jeudi
Vendredi
Samedi
Dimanche

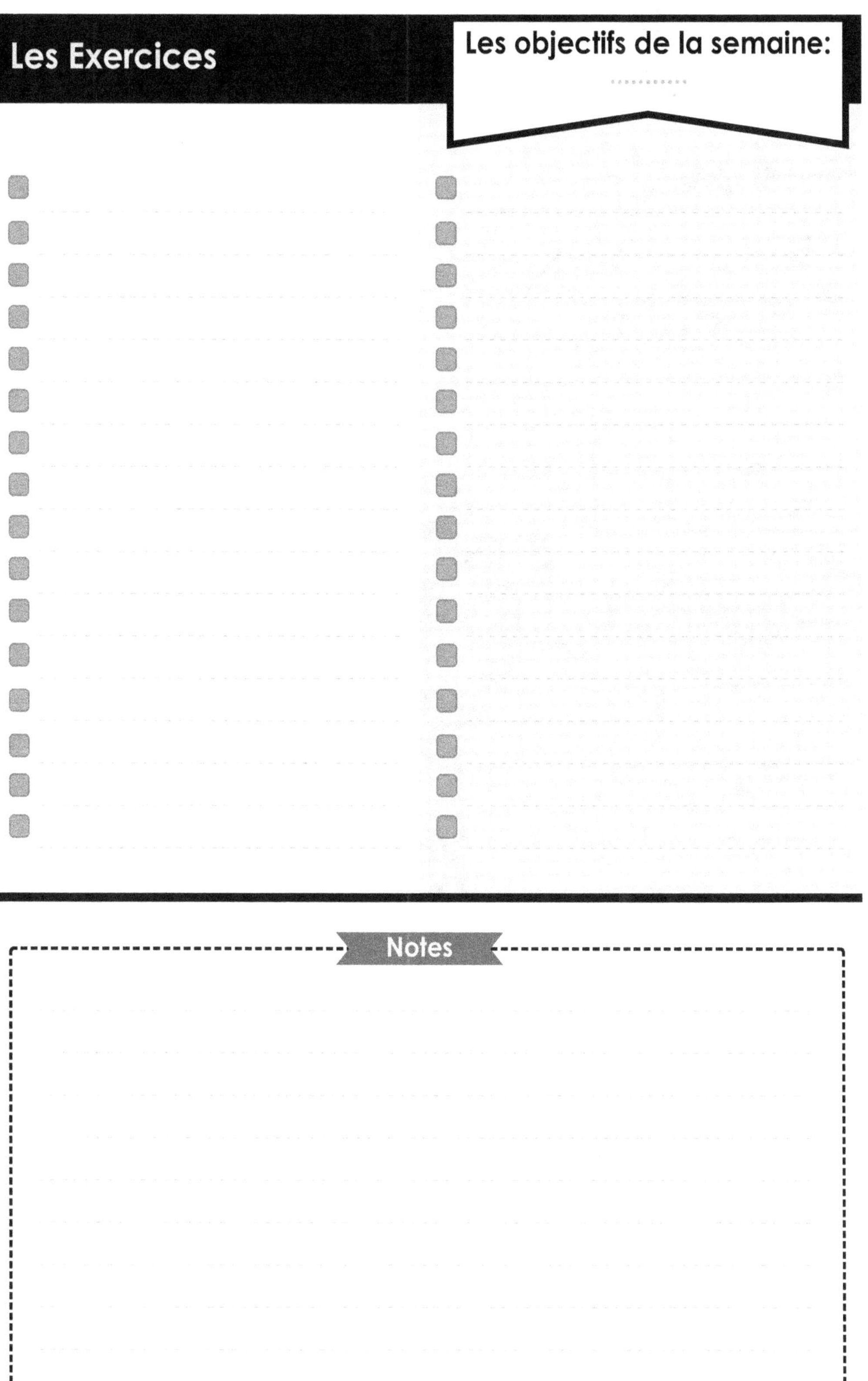
Les Exercices
Les objectifs de la semaine:
Notes

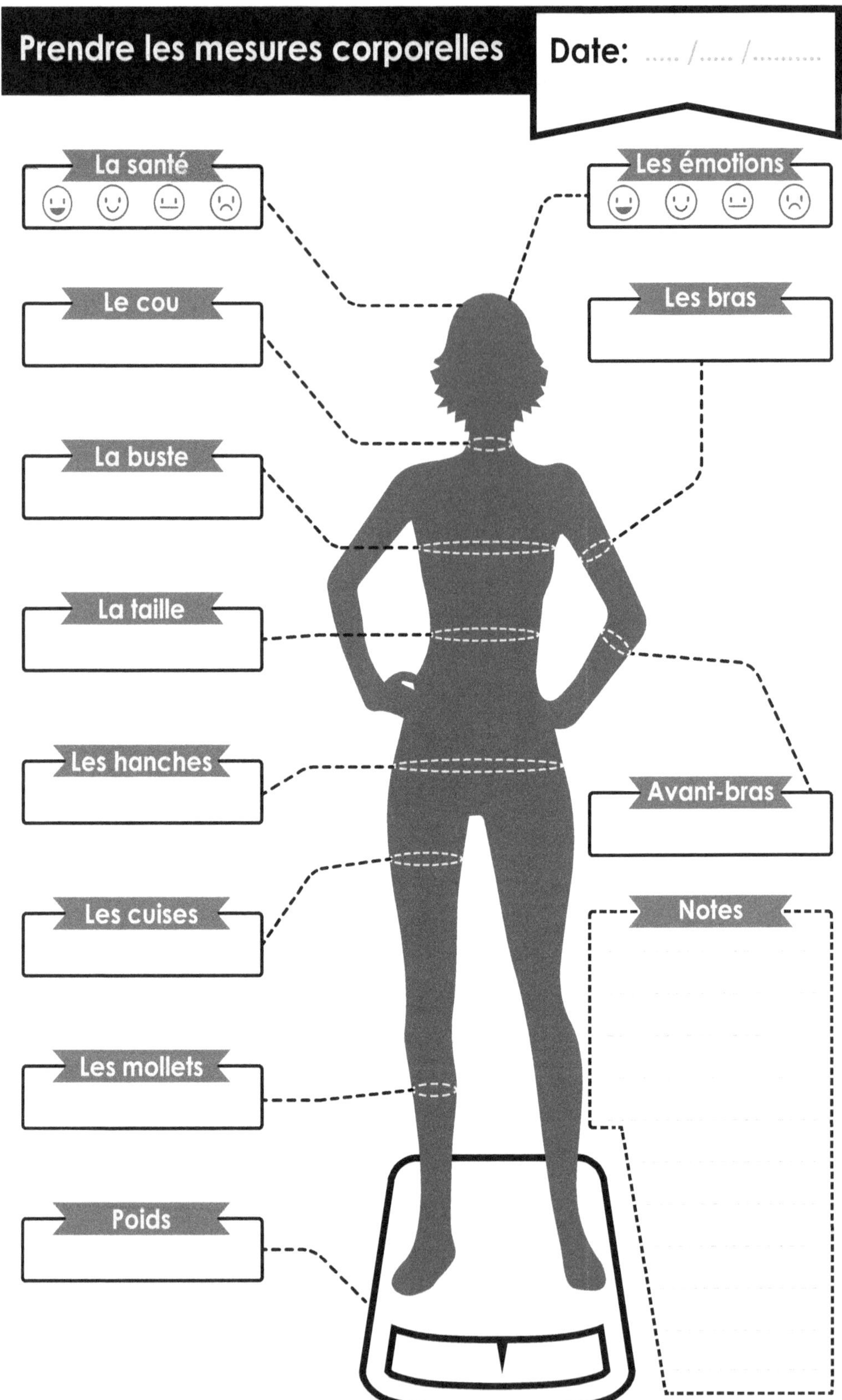

Prendre les mesures corporelles
Date: ...... / ...... / ....
La santé
Les émotions
Le cou
Les bras
La buste
La taille
Les hanches
Avant-bras
Les cuises
Notes
Les mollets
Poids

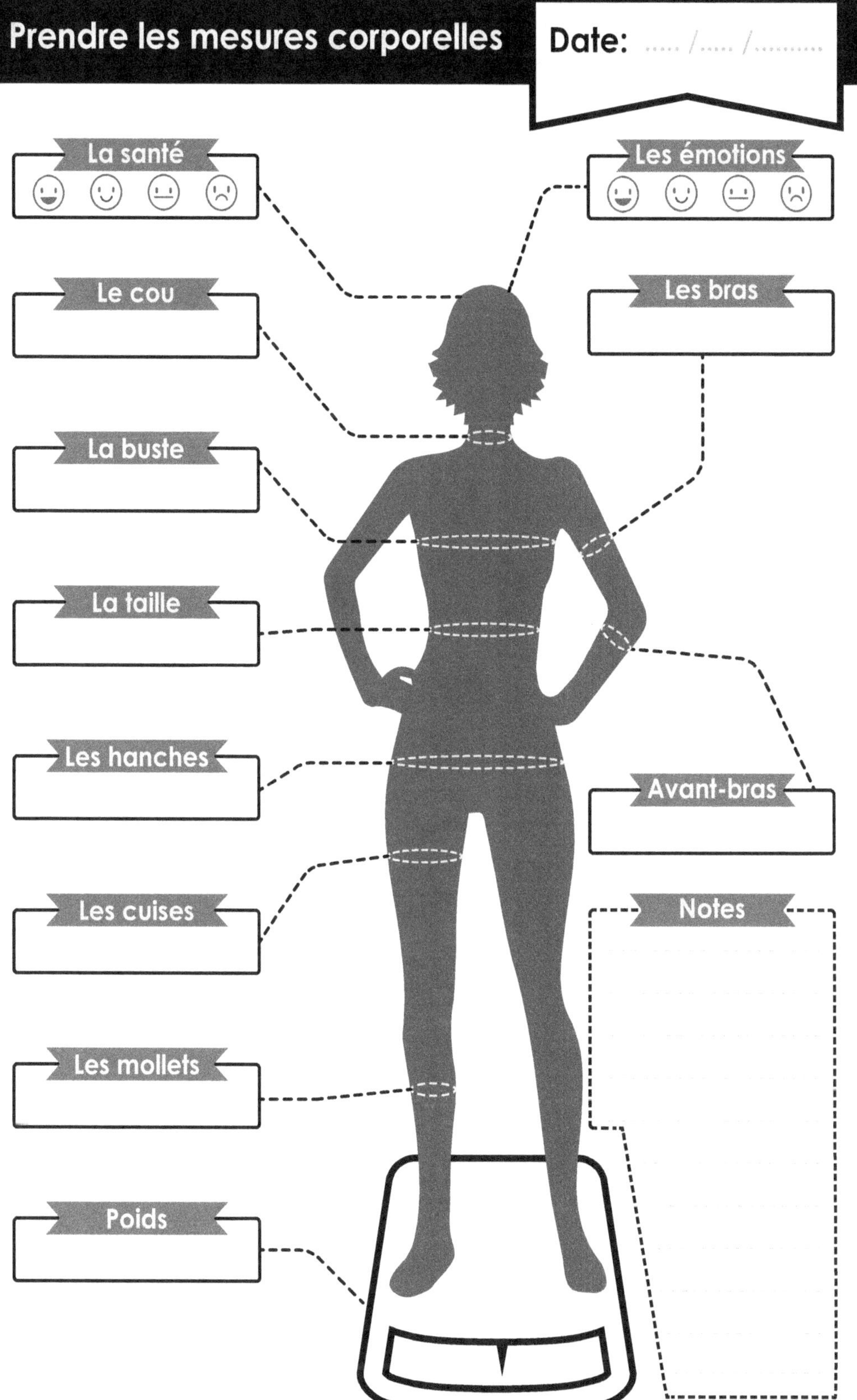

Prendre les mesures corporelles
Date: ..... / ..... / ....
La santé
Les émotions
Le cou
Les bras
La buste
La taille
Les hanches
Avant-bras
Les cuises
Notes
Les mollets
Poids

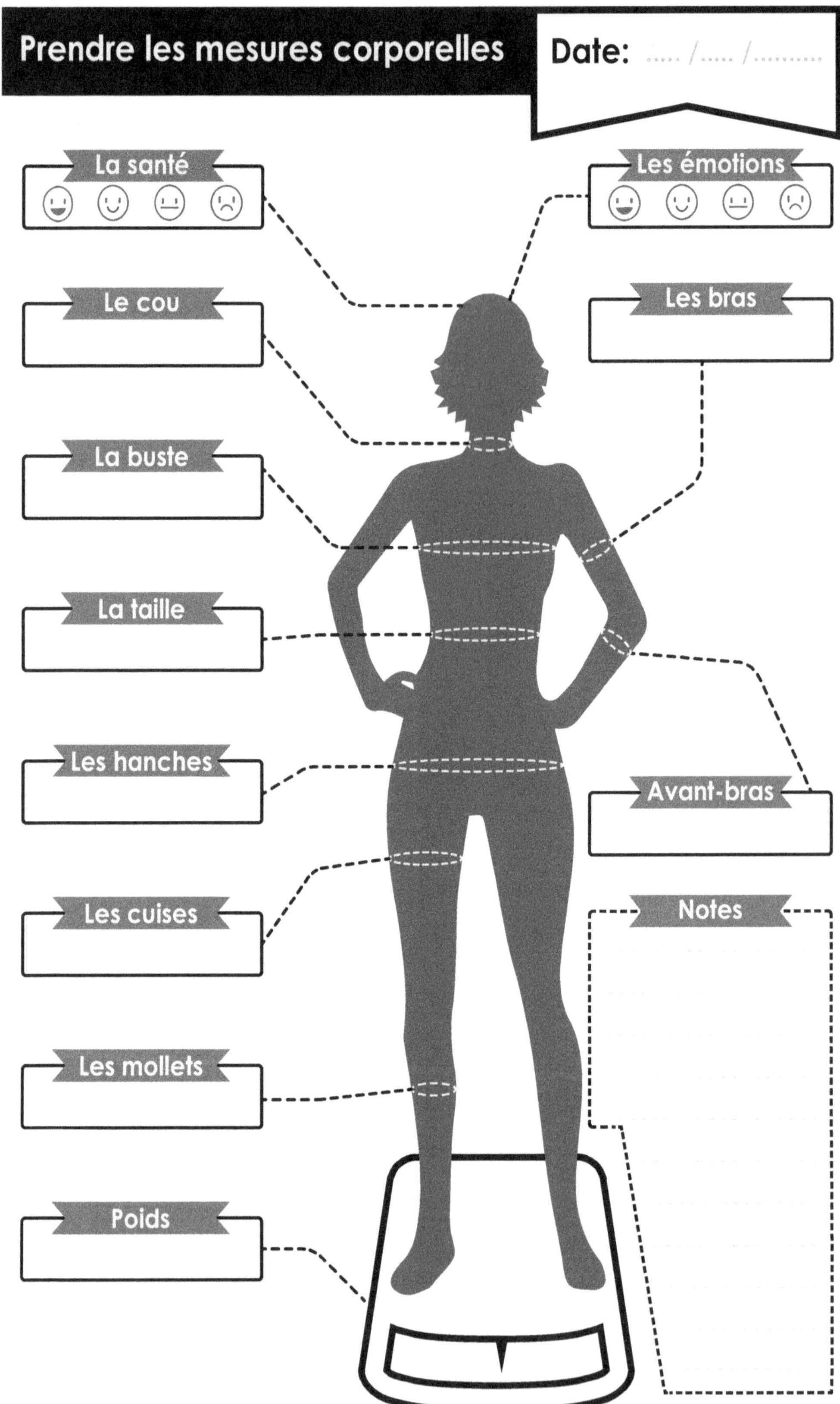

Prendre les mesures corporelles
Date: ..... / ..... / ....
La santé
Les émotions
Le cou
Les bras
La buste
La taille
Les hanches
Avant-bras
Les cuises
Notes
Les mollets
Poids

Prendre les mesures corporelles

Date: ..... / ..... / ....

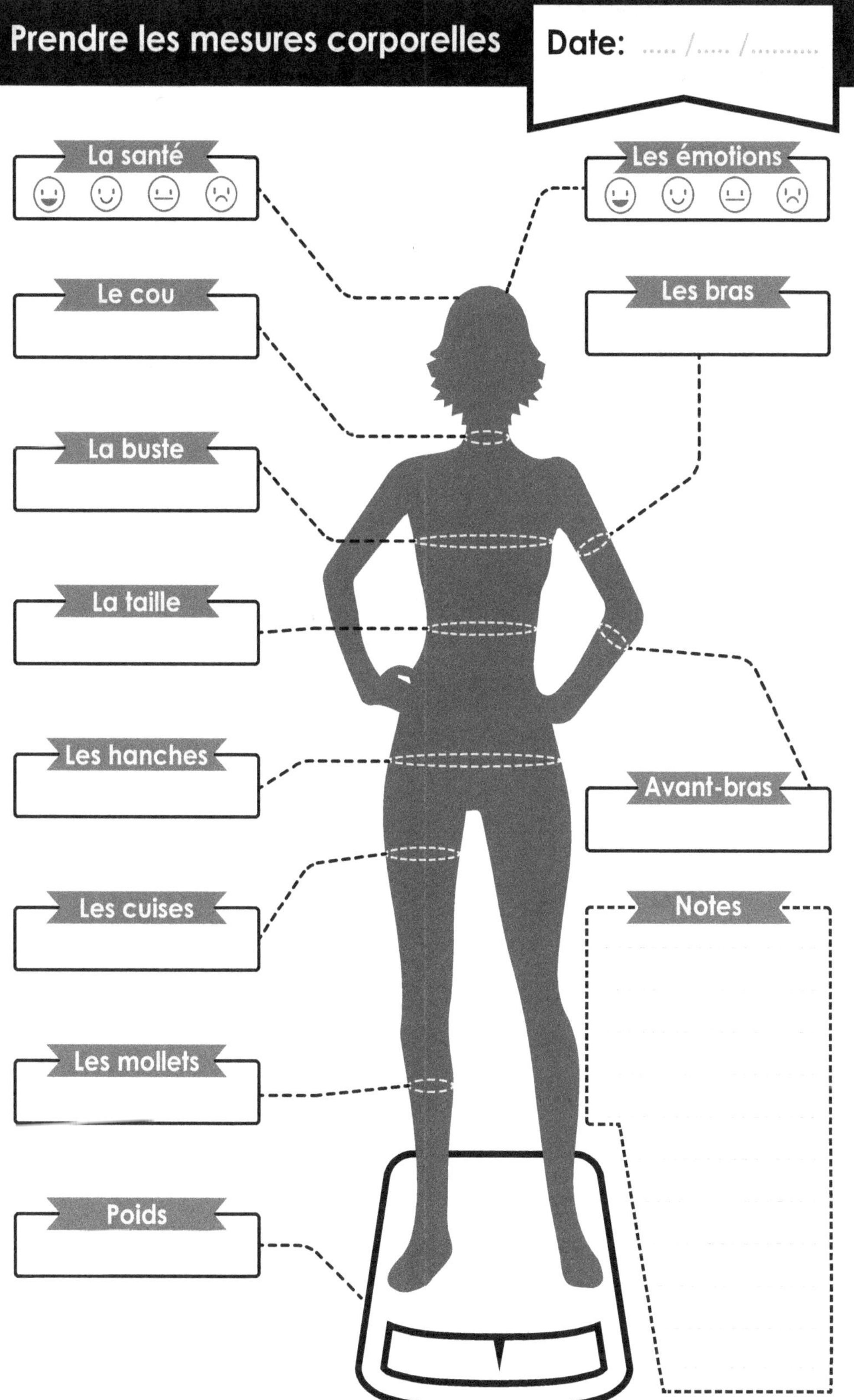

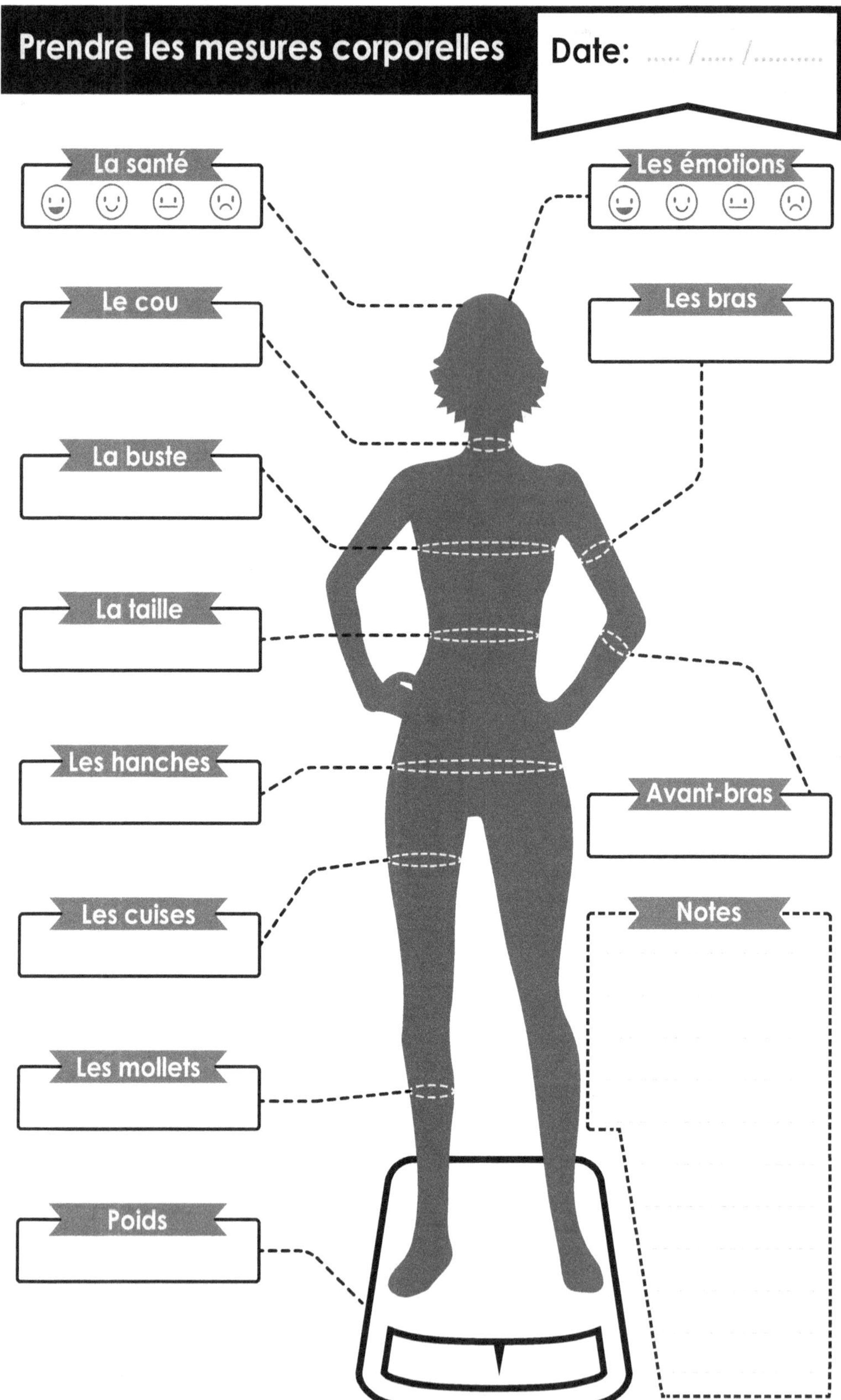

Prendre les mesures corporelles
Date: ..... / ..... / ....
La santé
Les émotions
Le cou
Les bras
La buste
La taille
Les hanches
Avant-bras
Les cuises
Notes
Les mollets
Poids

Prendre les mesures corporelles

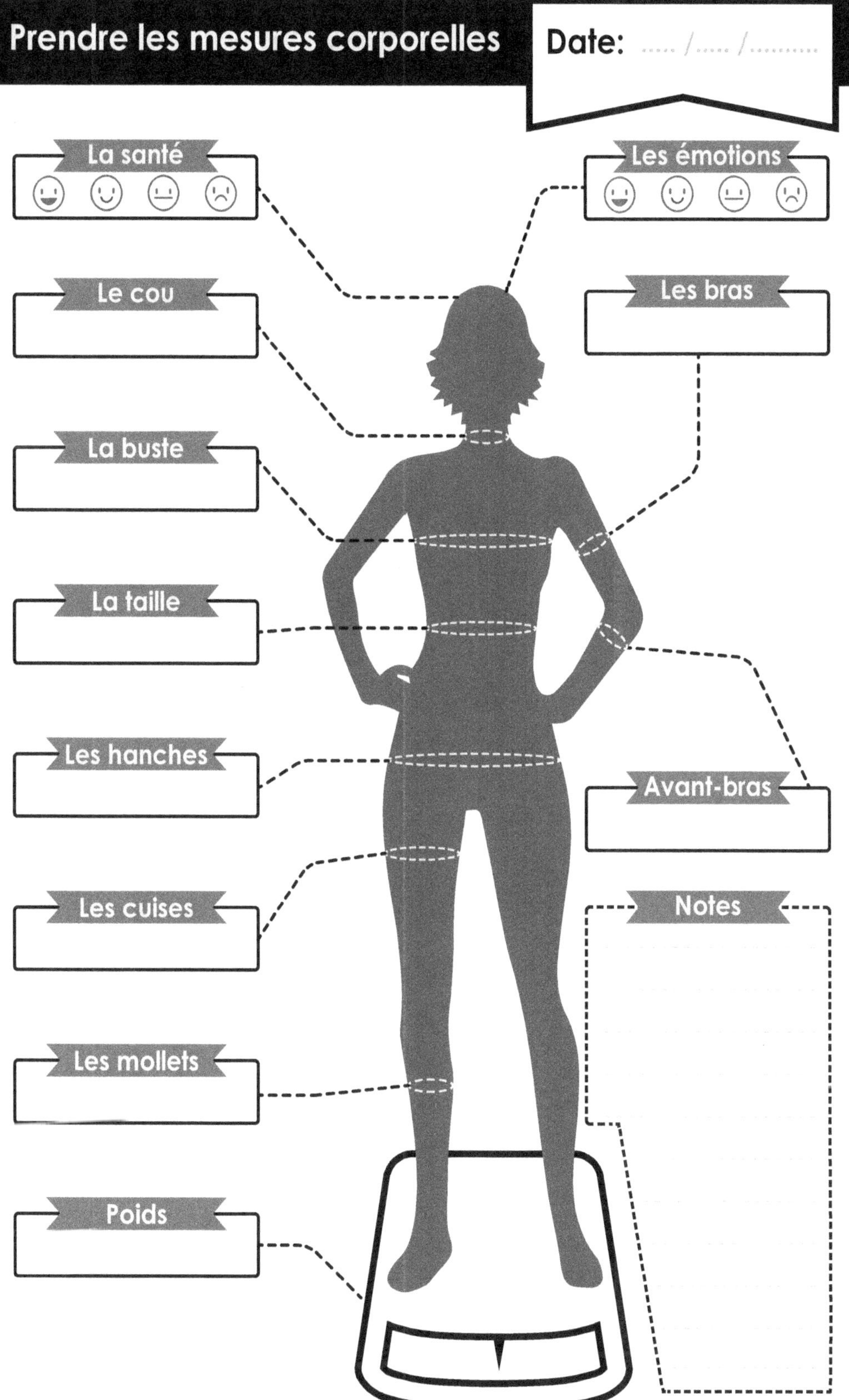

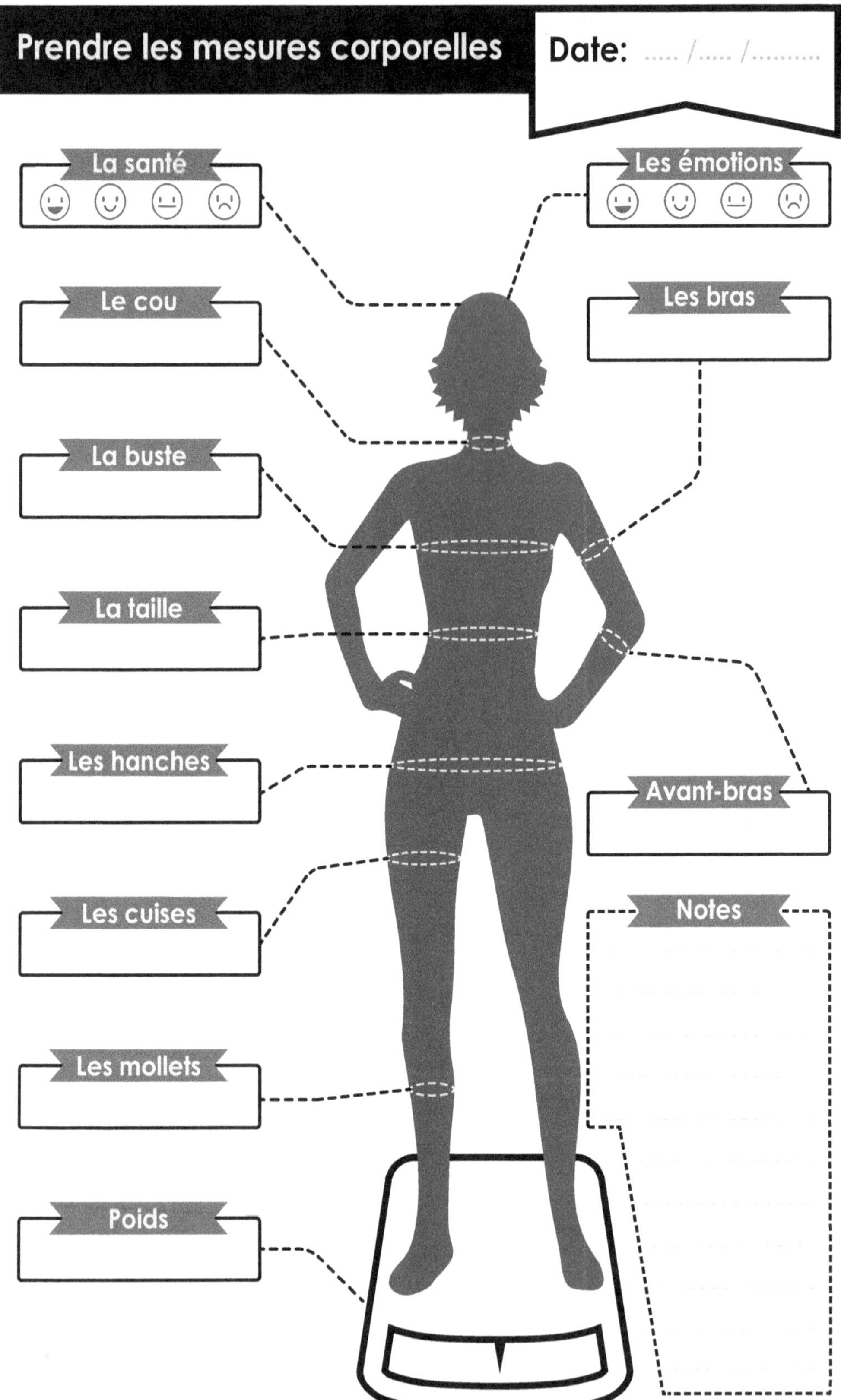

Prendre les mesures corporelles
Date: ..... / ..... / ....
La santé
Les émotions
Le cou
Les bras
La buste
La taille
Les hanches
Avant-bras
Les cuises
Notes
Les mollets
Poids

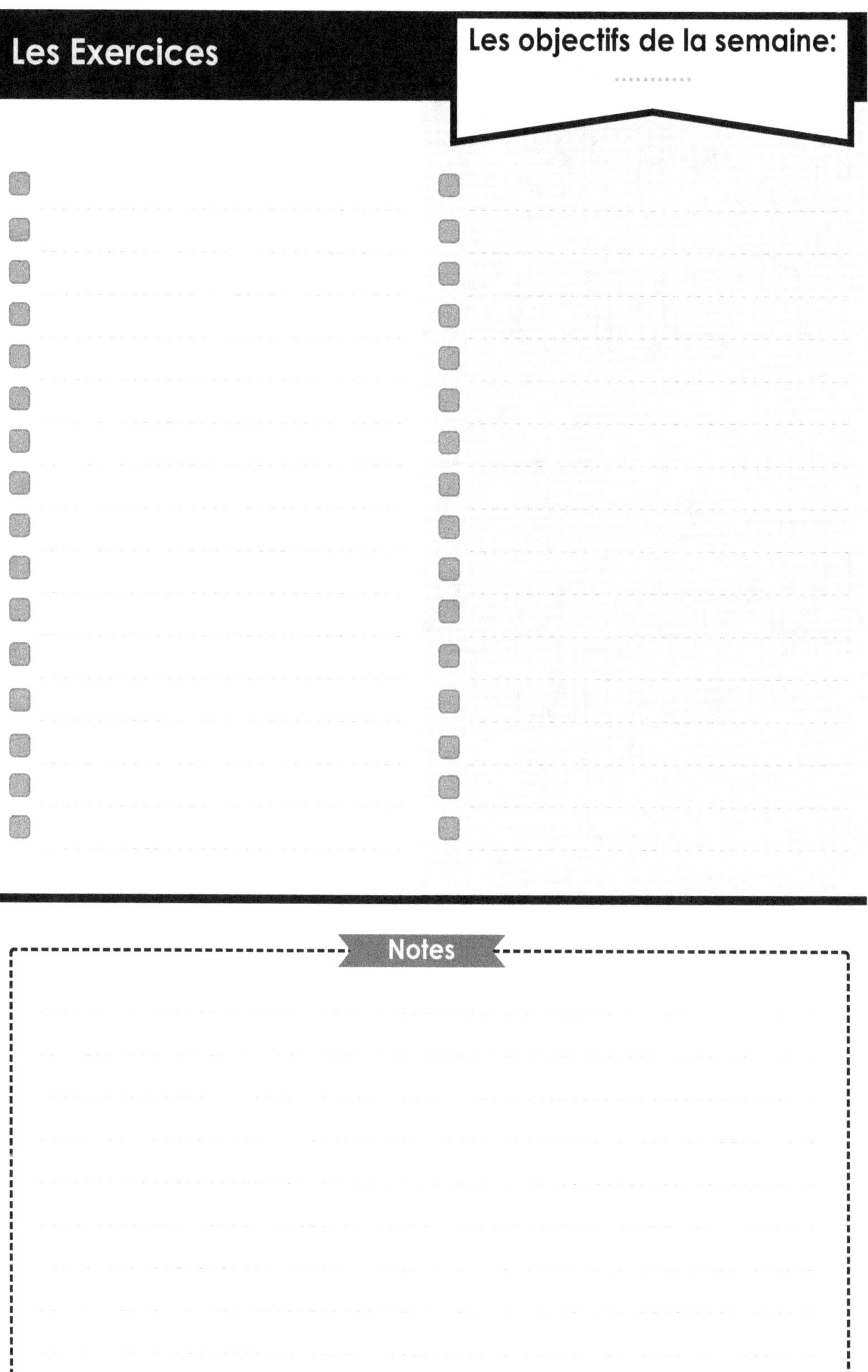

Les Exercices
Les objectifs de la semaine:
Notes

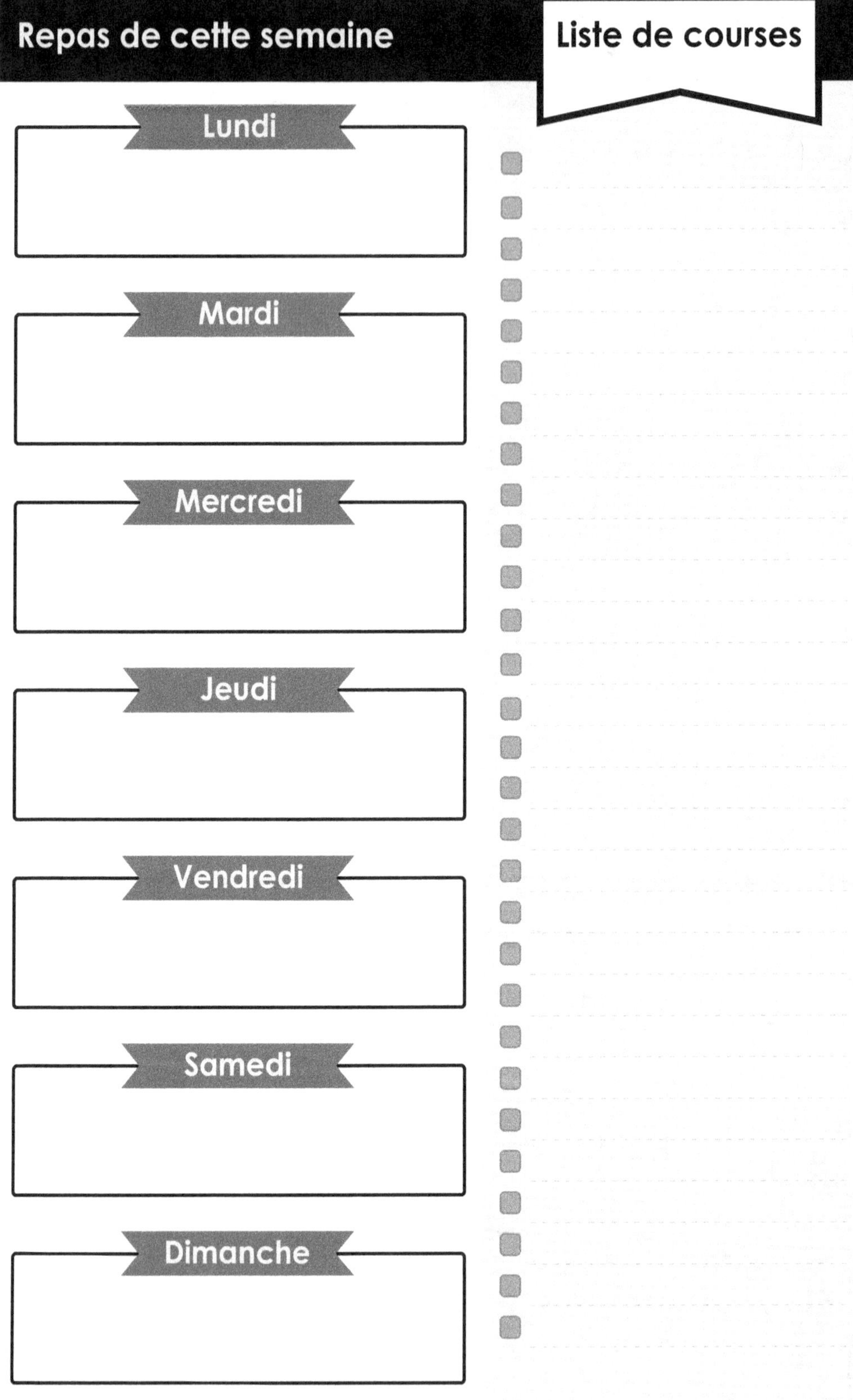
Repas de cette semaine
Liste de courses
Lundi
Mardi
Mercredi
Jeudi
Vendredi
Samedi
Dimanche

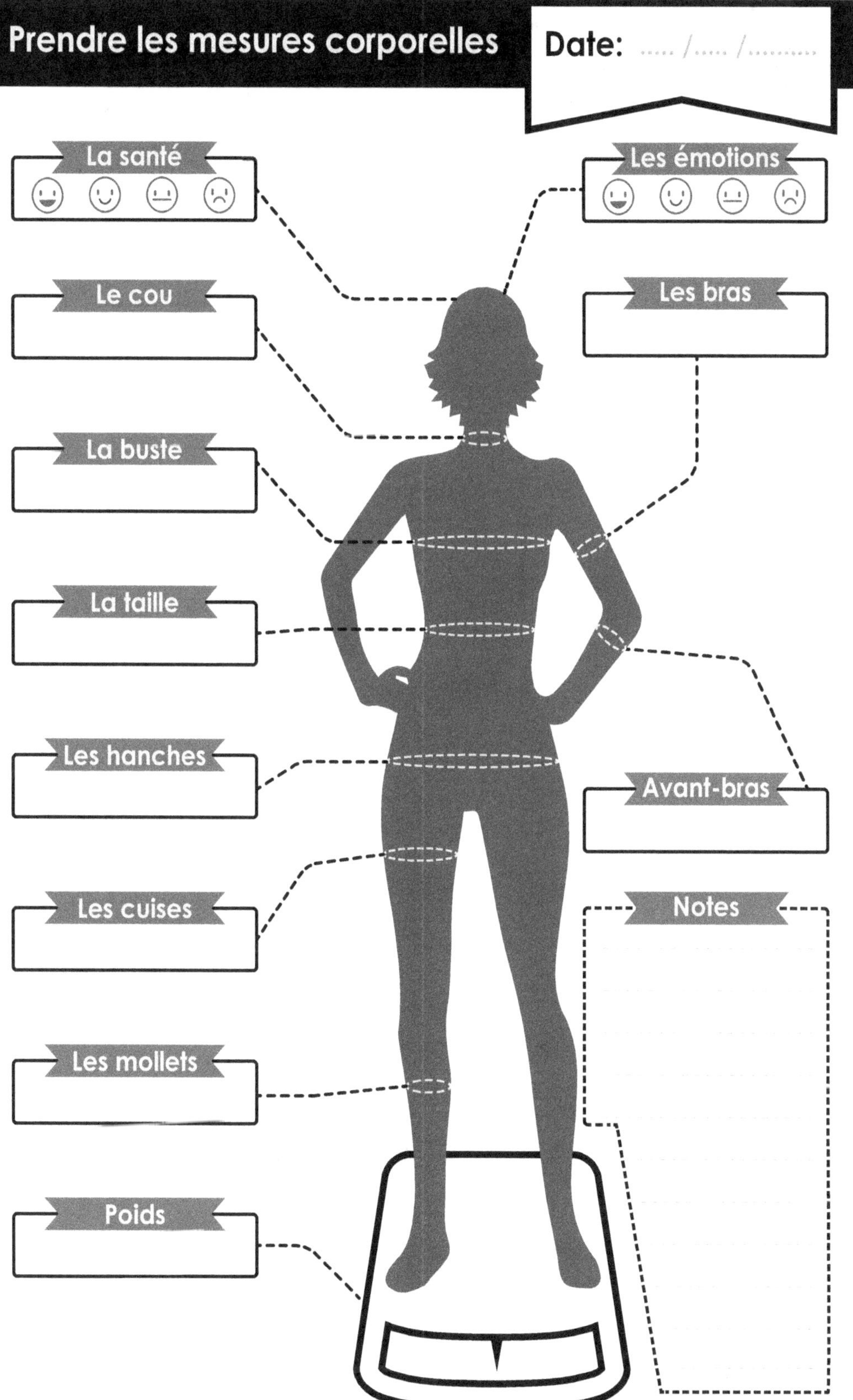

Prendre les mesures corporelles
Date: ..... / ..... / ....
La santé
Les émotions
Le cou
Les bras
La buste
La taille
Les hanches
Avant-bras
Les cuises
Notes
Les mollets
Poids

Date: ..... / ..... / ....

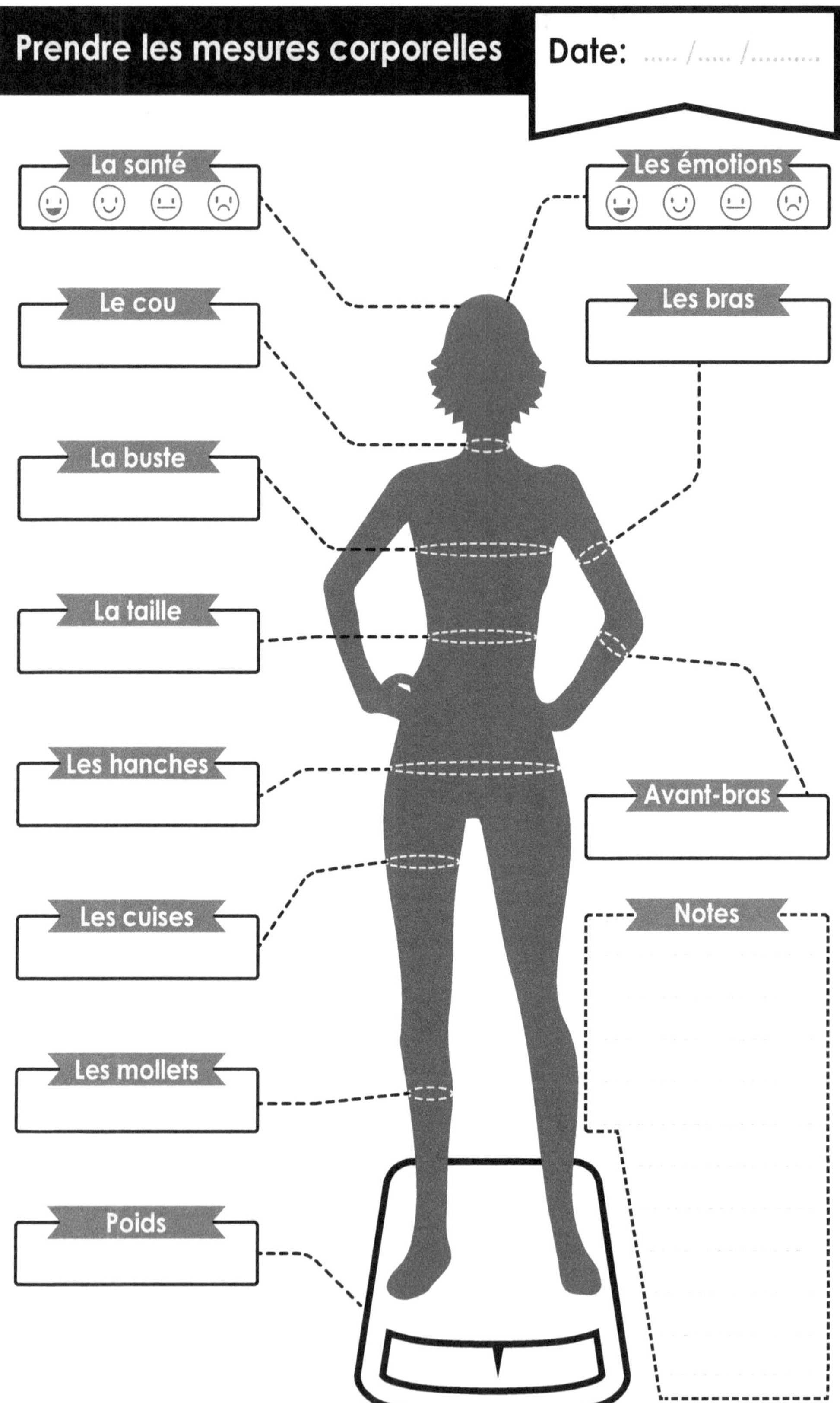

Prendre les mesures corporelles

Date: ...... / ...... / ....

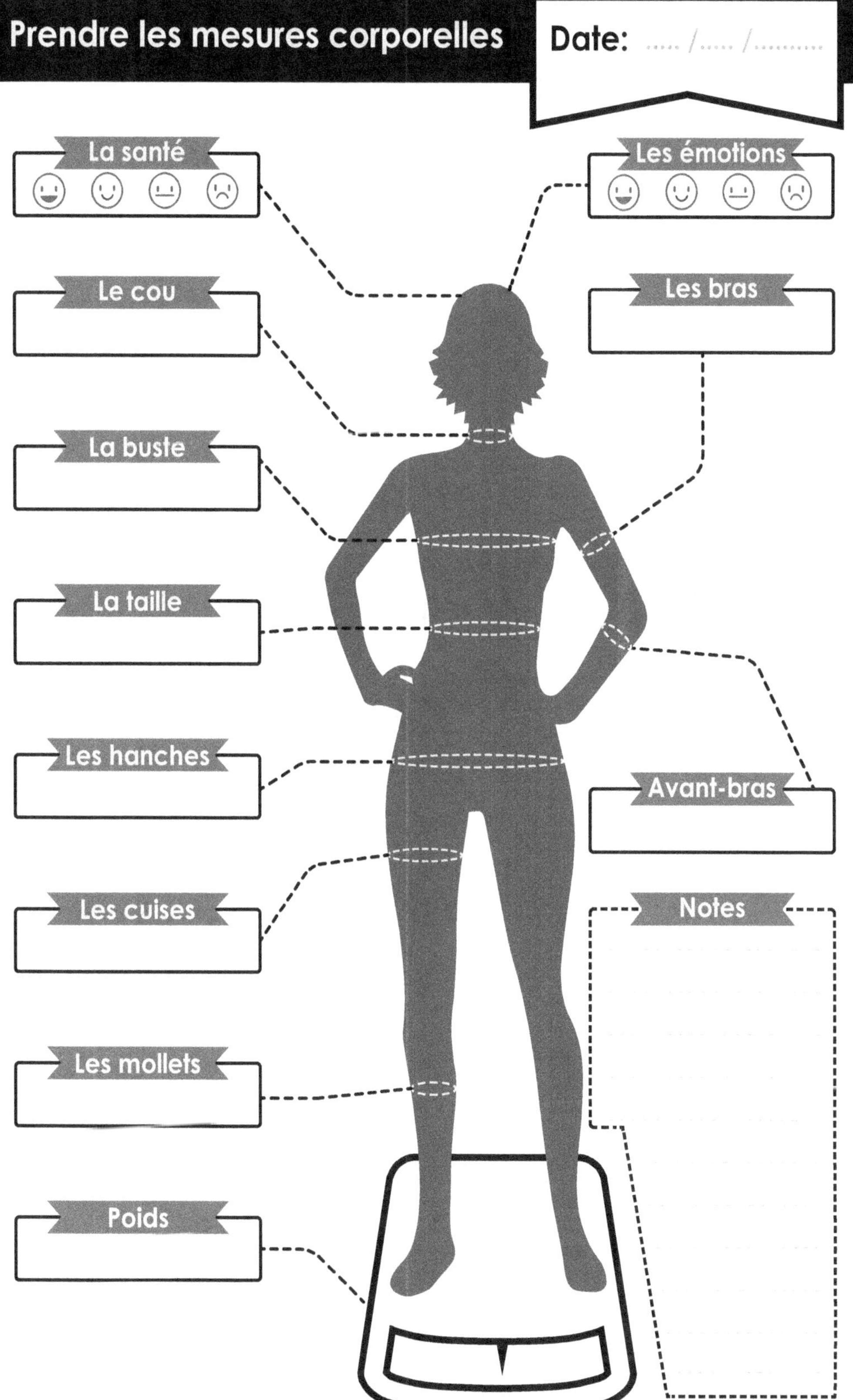

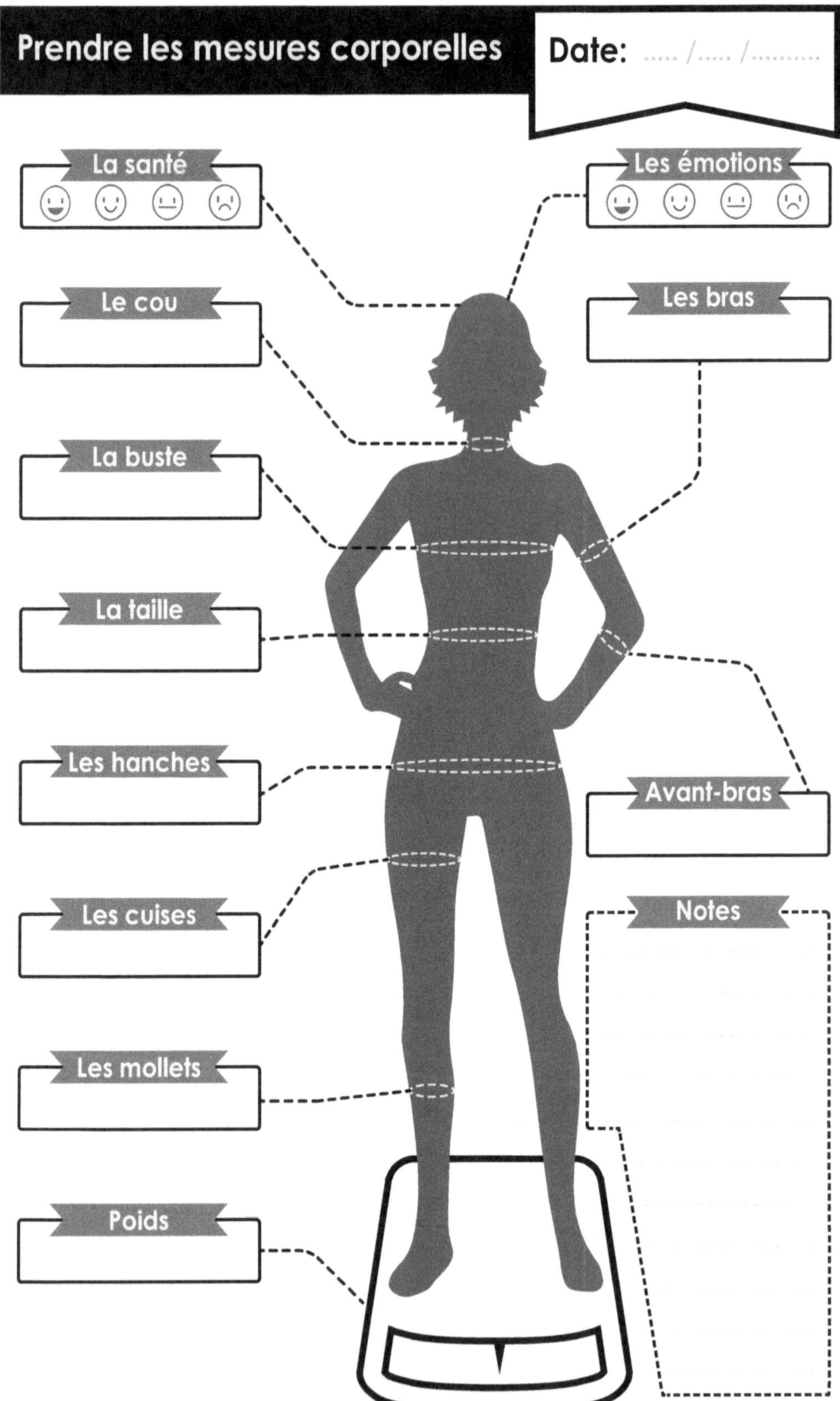

Prendre les mesures corporelles
Date: ..... / ..... / ....
La santé
Les émotions
Le cou
Les bras
La buste
La taille
Les hanches
Avant-bras
Les cuises
Notes
Les mollets
Poids

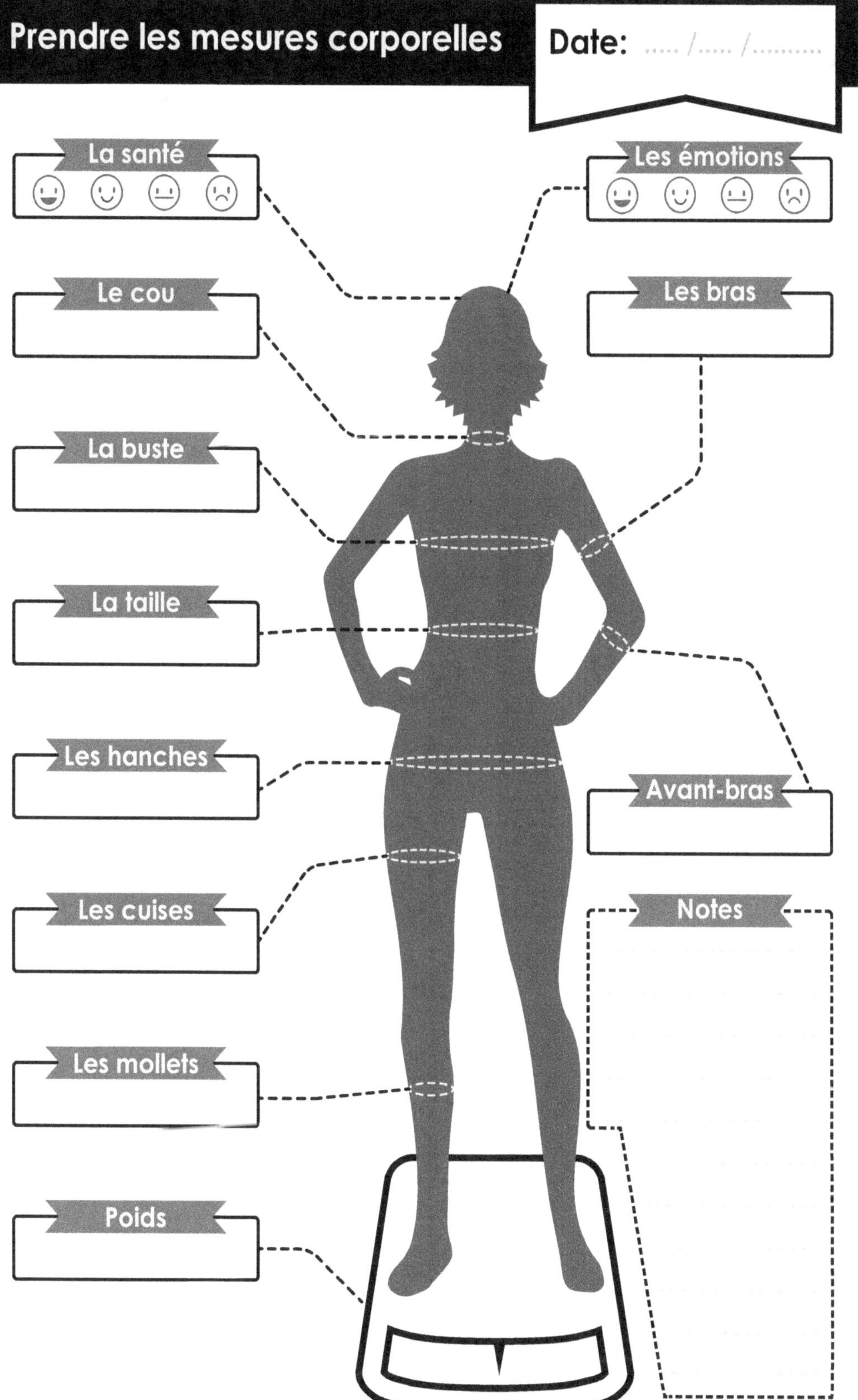

Prendre les mesures corporelles
Date: ..... / ..... / ....
La santé
Les émotions
Le cou
Les bras
La buste
La taille
Les hanches
Avant-bras
Les cuises
Notes
Les mollets
Poids

Prendre les mesures corporelles

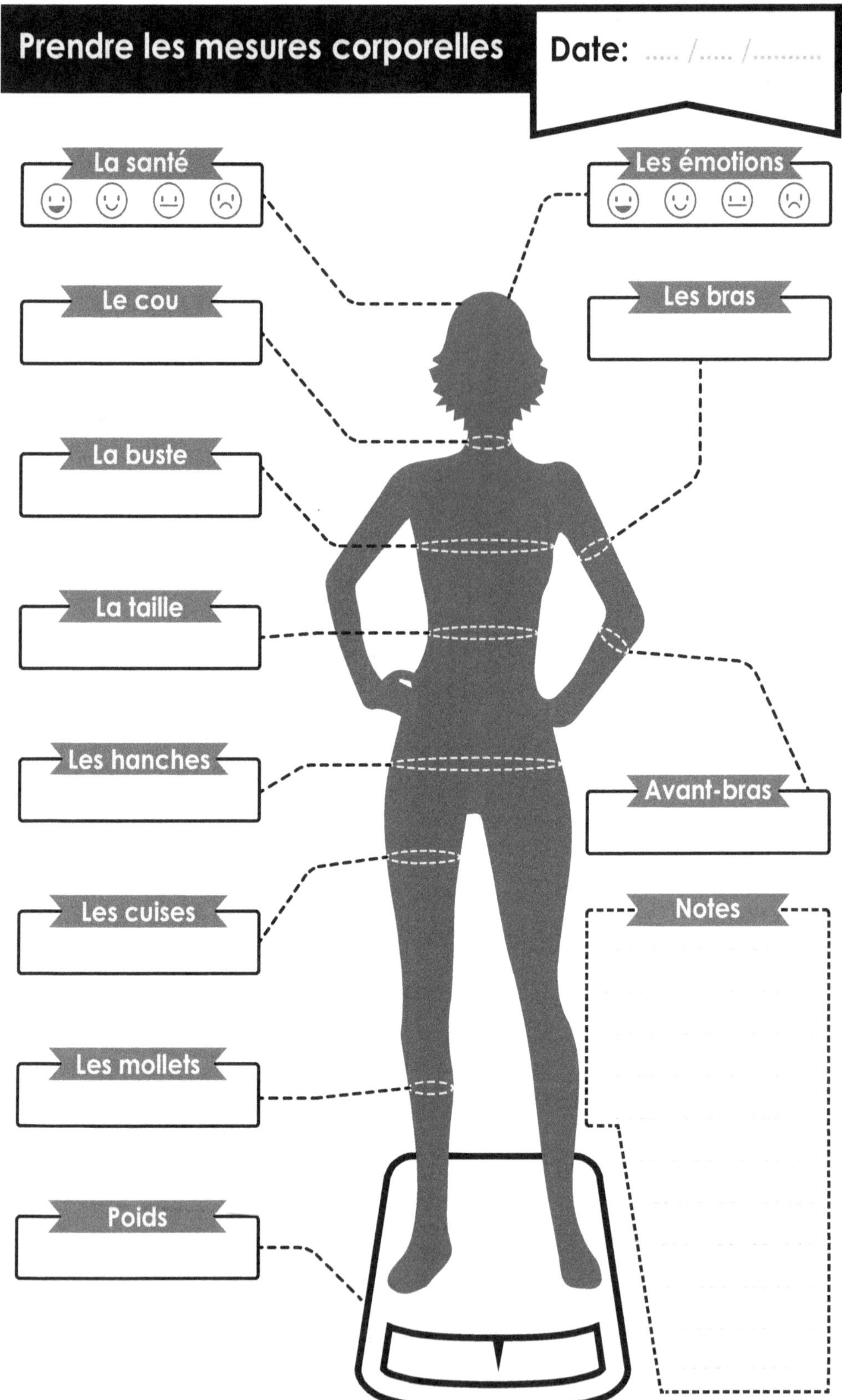

Prendre les mesures corporelles

Date: ...... / ...... / ....

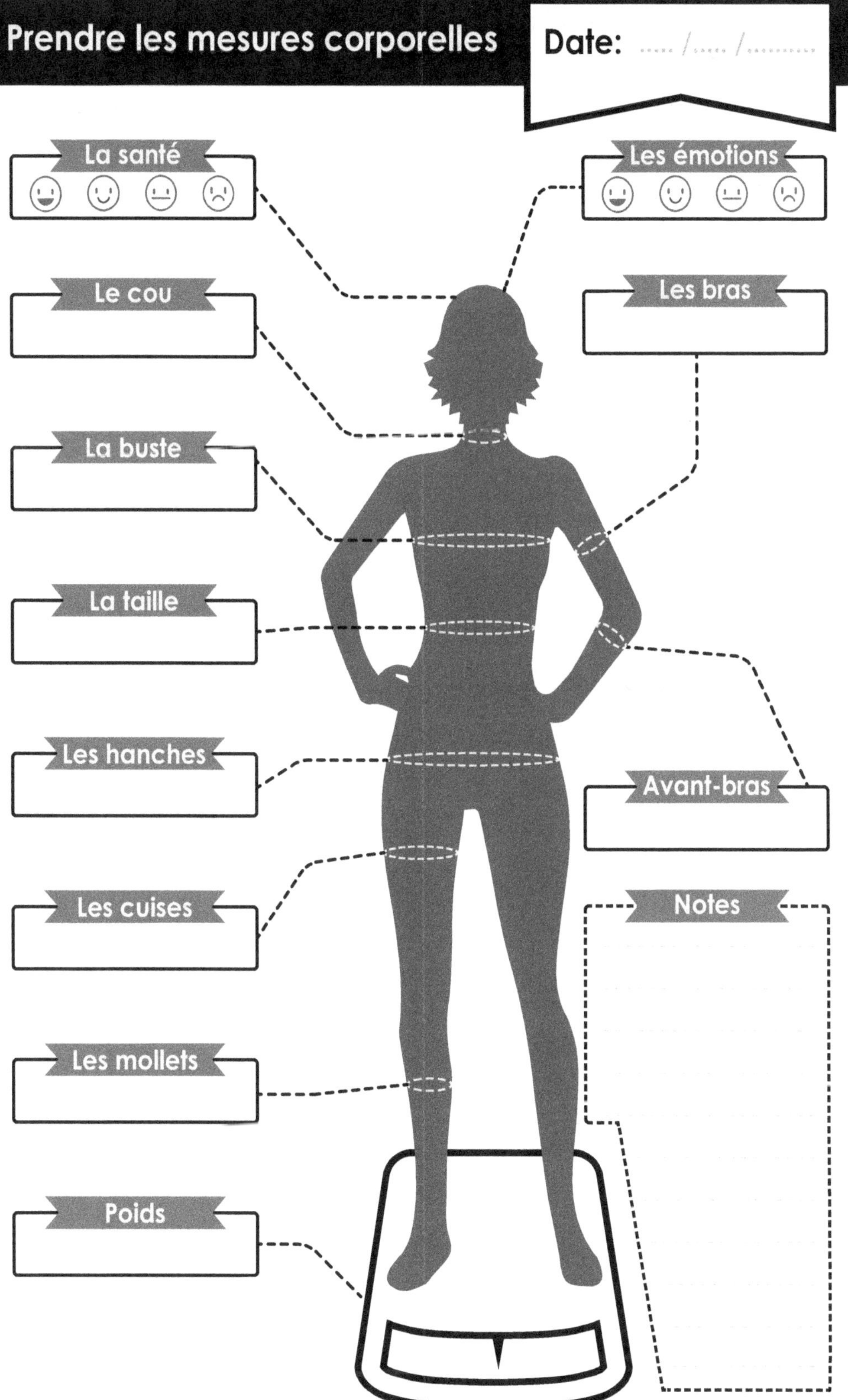

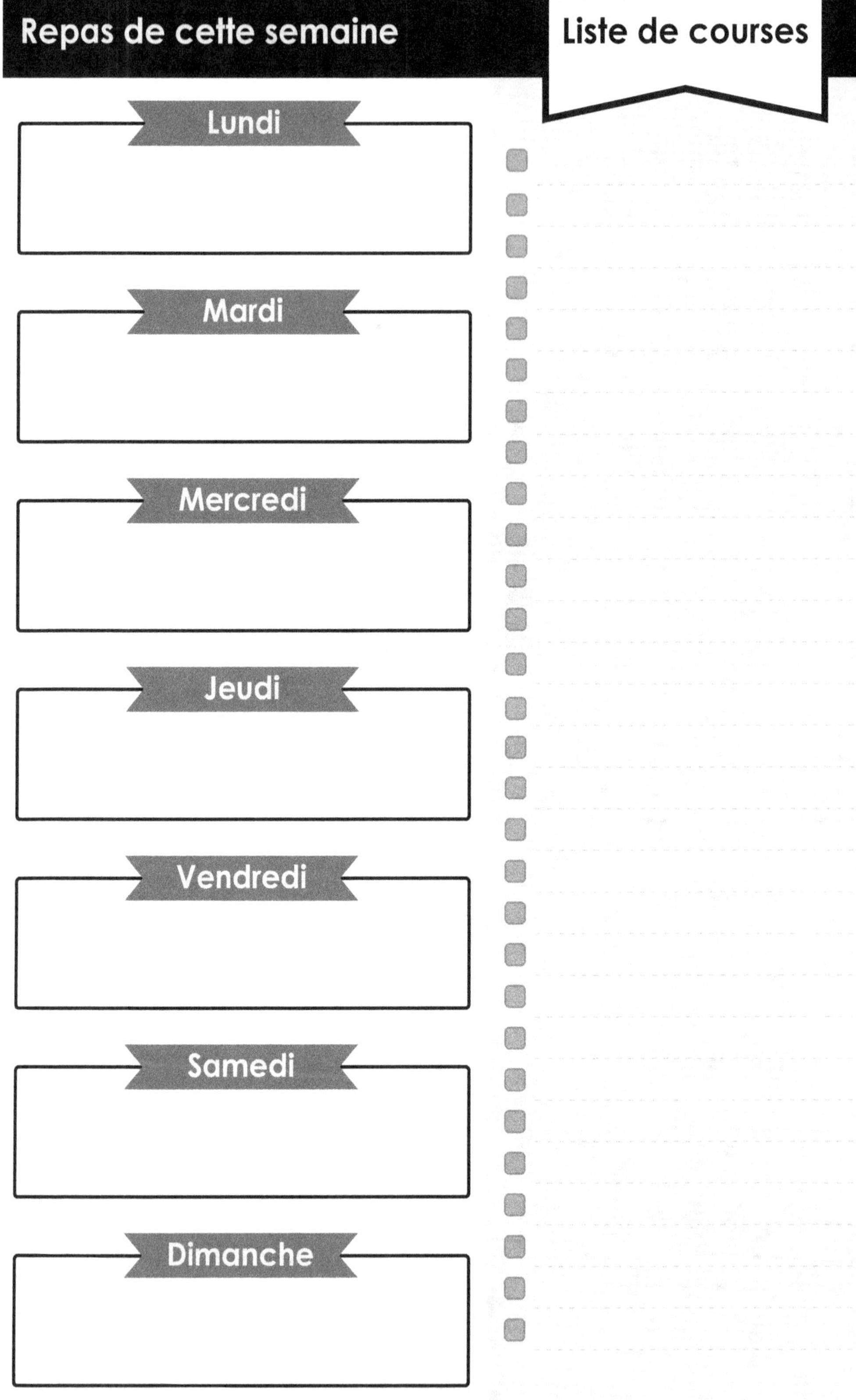

Repas de cette semaine
Liste de courses
Lundi
Mardi
Mercredi
Jeudi
Vendredi
Samedi
Dimanche

Les Exercices
Les objectifs de la semaine:
Notes

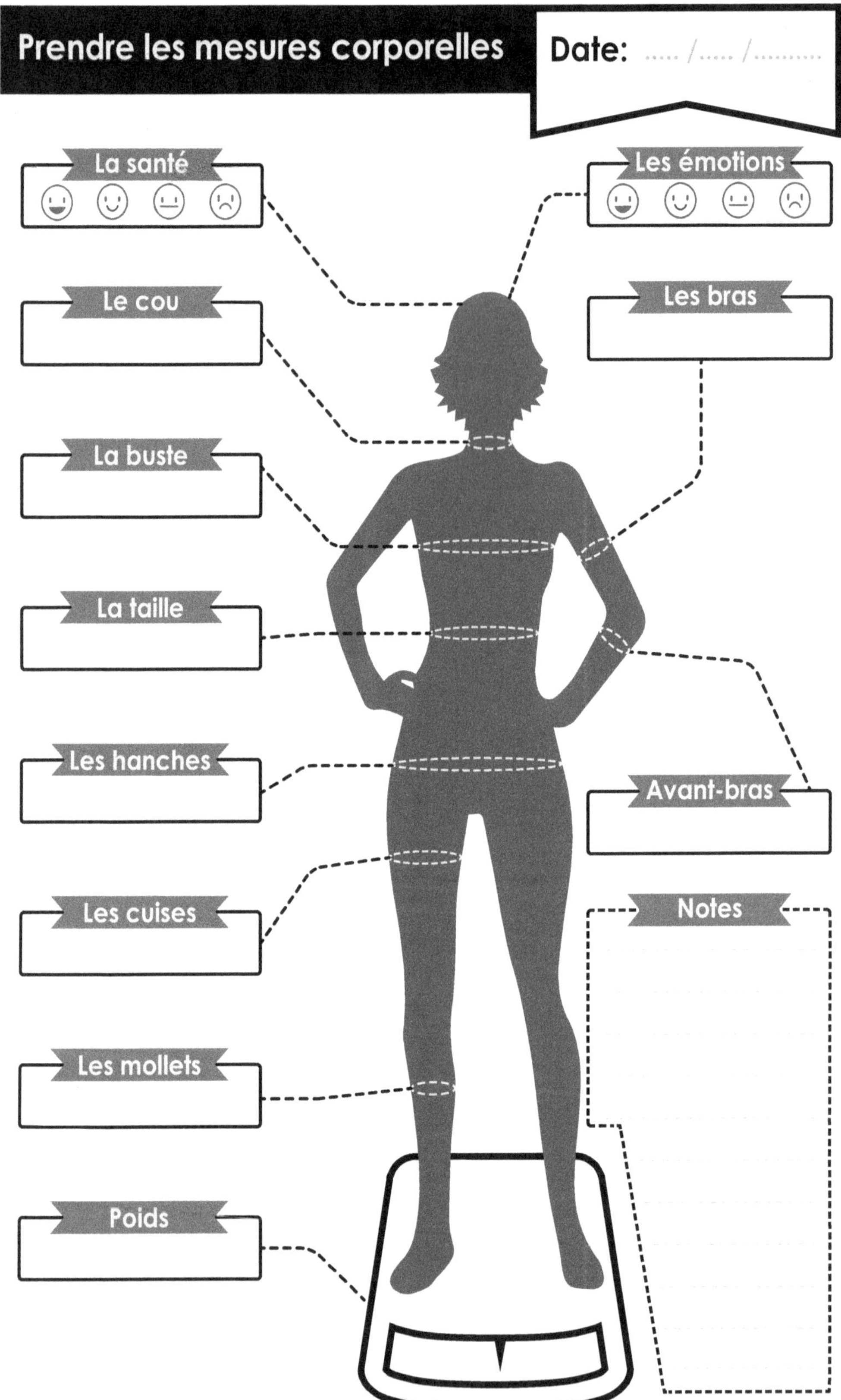

Prendre les mesures corporelles
Date: ..... / ..... / ....
La santé
Les émotions
Le cou
Les bras
La buste
La taille
Les hanches
Avant-bras
Les cuises
Notes
Les mollets
Poids

Prendre les mesures corporelles

Date: ...... / ...... / ....

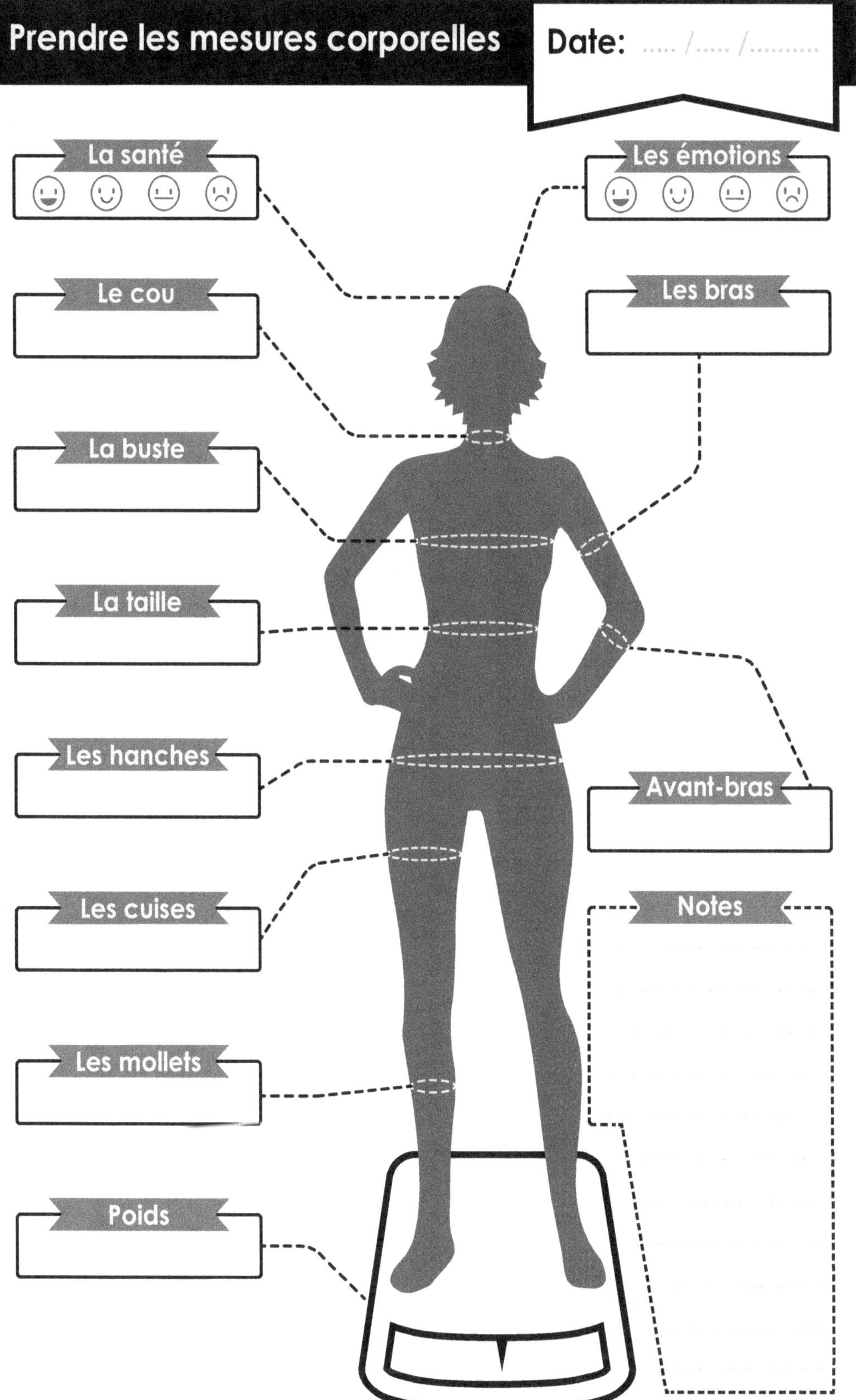

Prendre les mesures corporelles

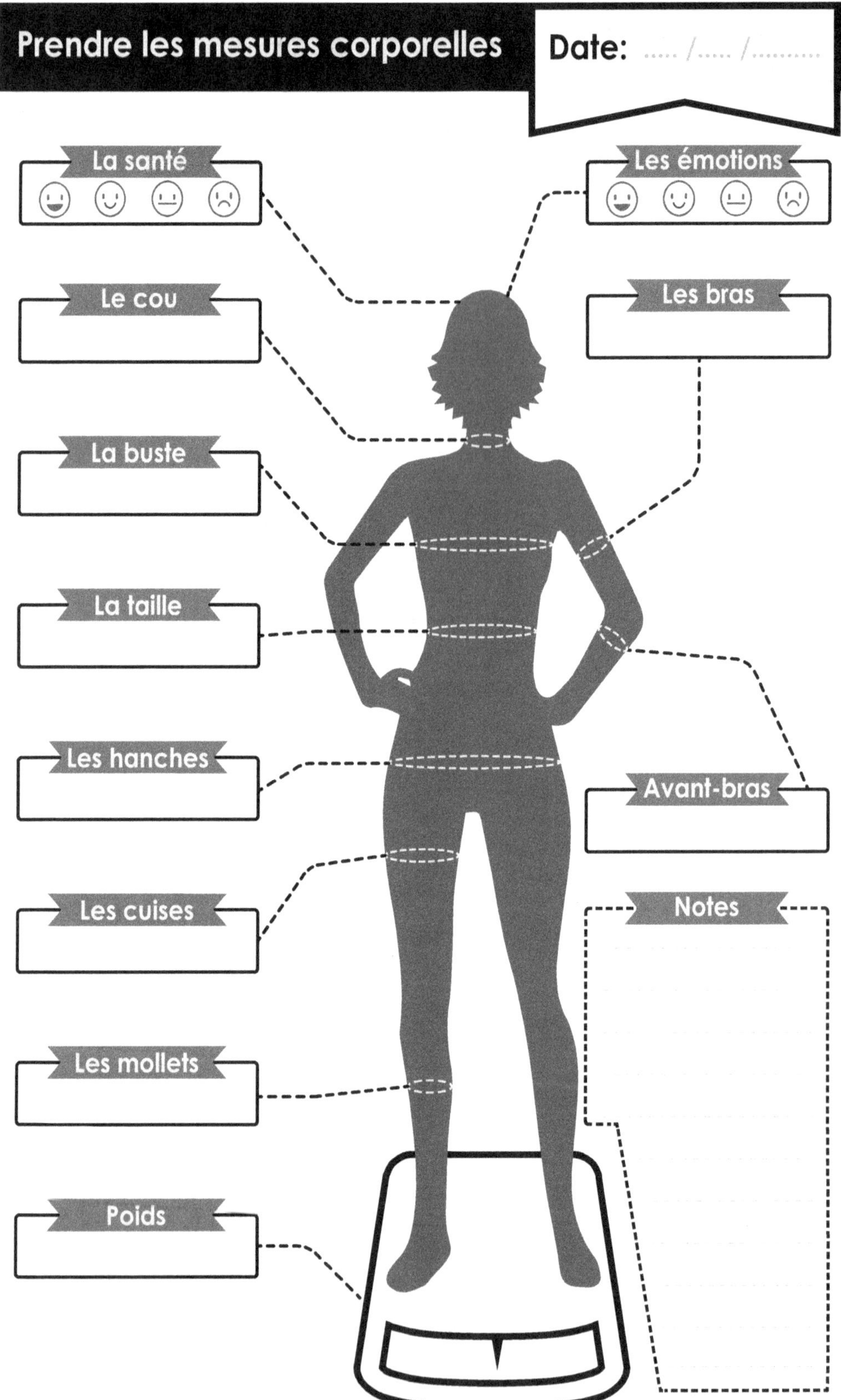

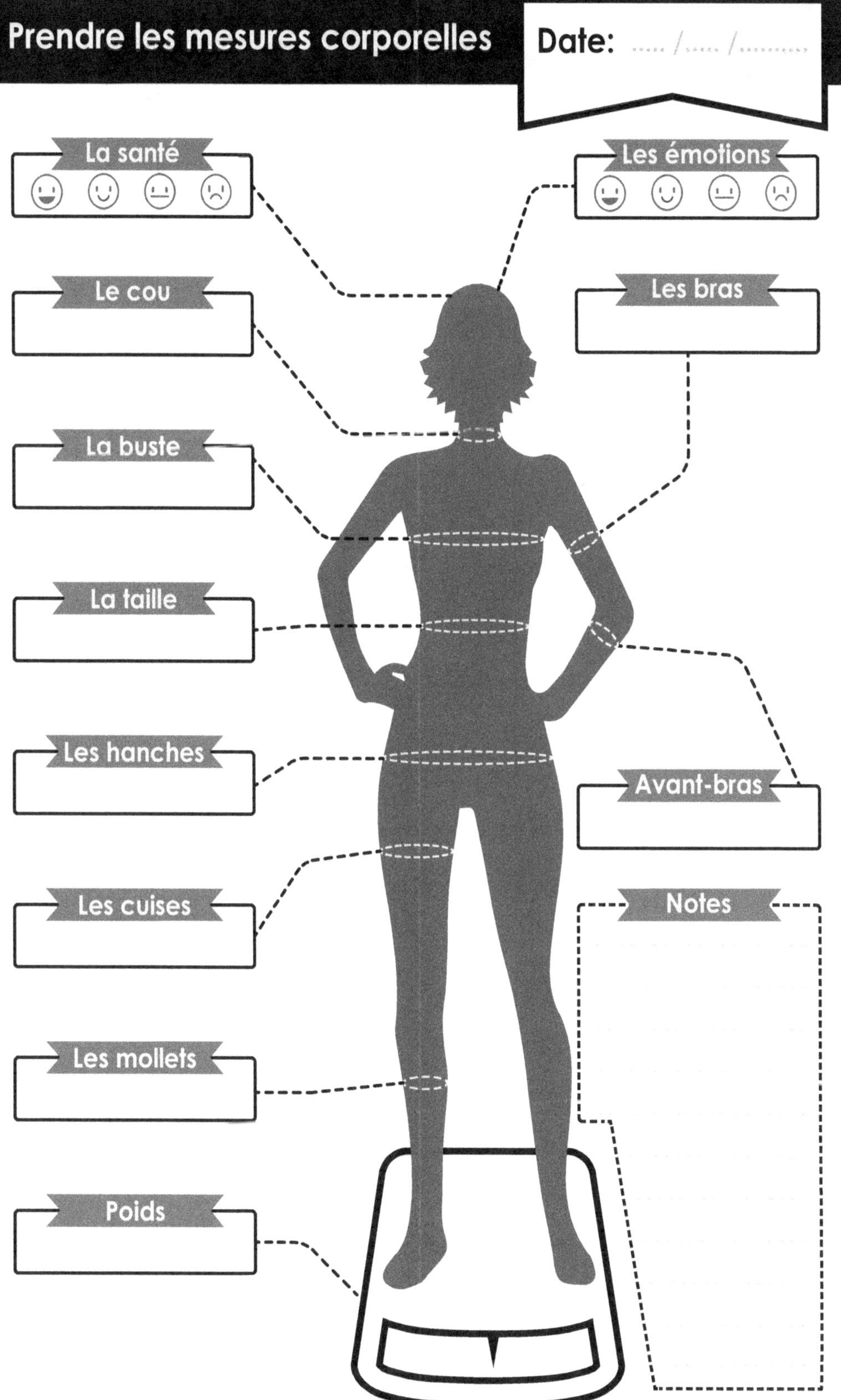

Prendre les mesures corporelles
Date: ..... / ..... / .....
La santé
Les émotions
Le cou
Les bras
La buste
La taille
Les hanches
Avant-bras
Les cuises
Notes
Les mollets
Poids

Prendre les mesures corporelles

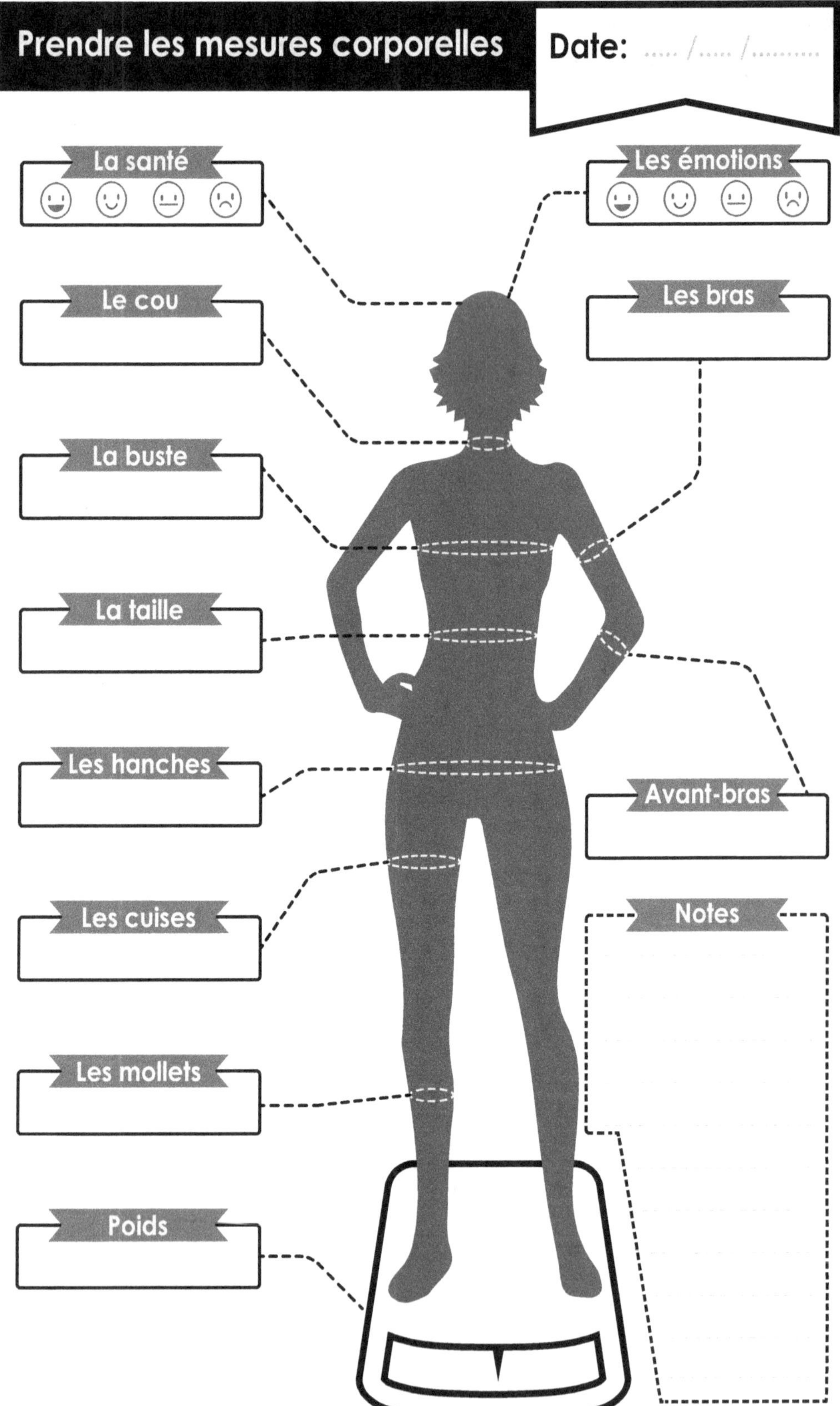

Prendre les mesures corporelles

Date: ..... / ..... / ....

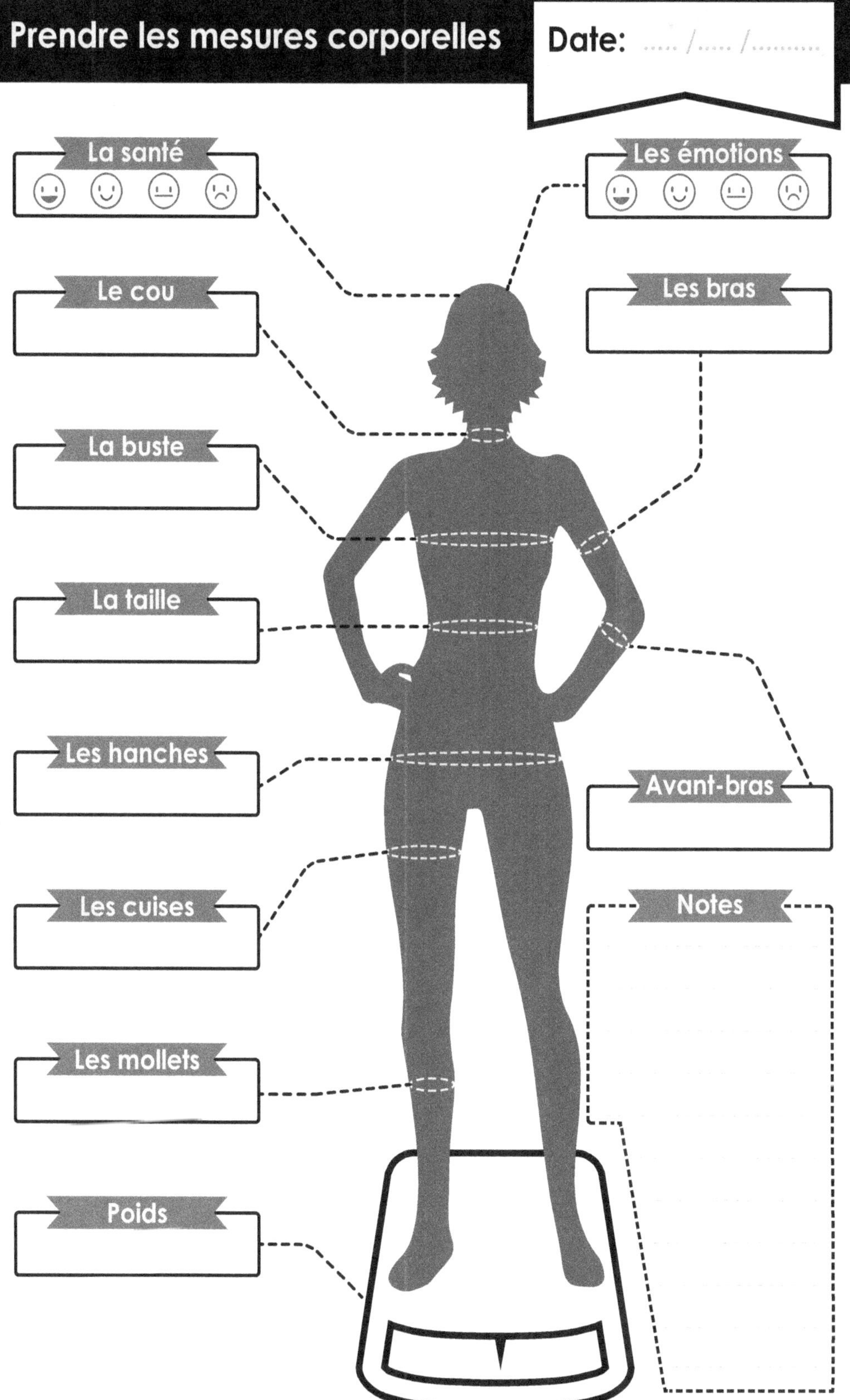

Date: ..... / ..... / ....

La santé
Les émotions
Le cou
Les bras
La buste
La taille
Avant-bras
Les hanches
Notes
Les cuises
Les mollets
Poids

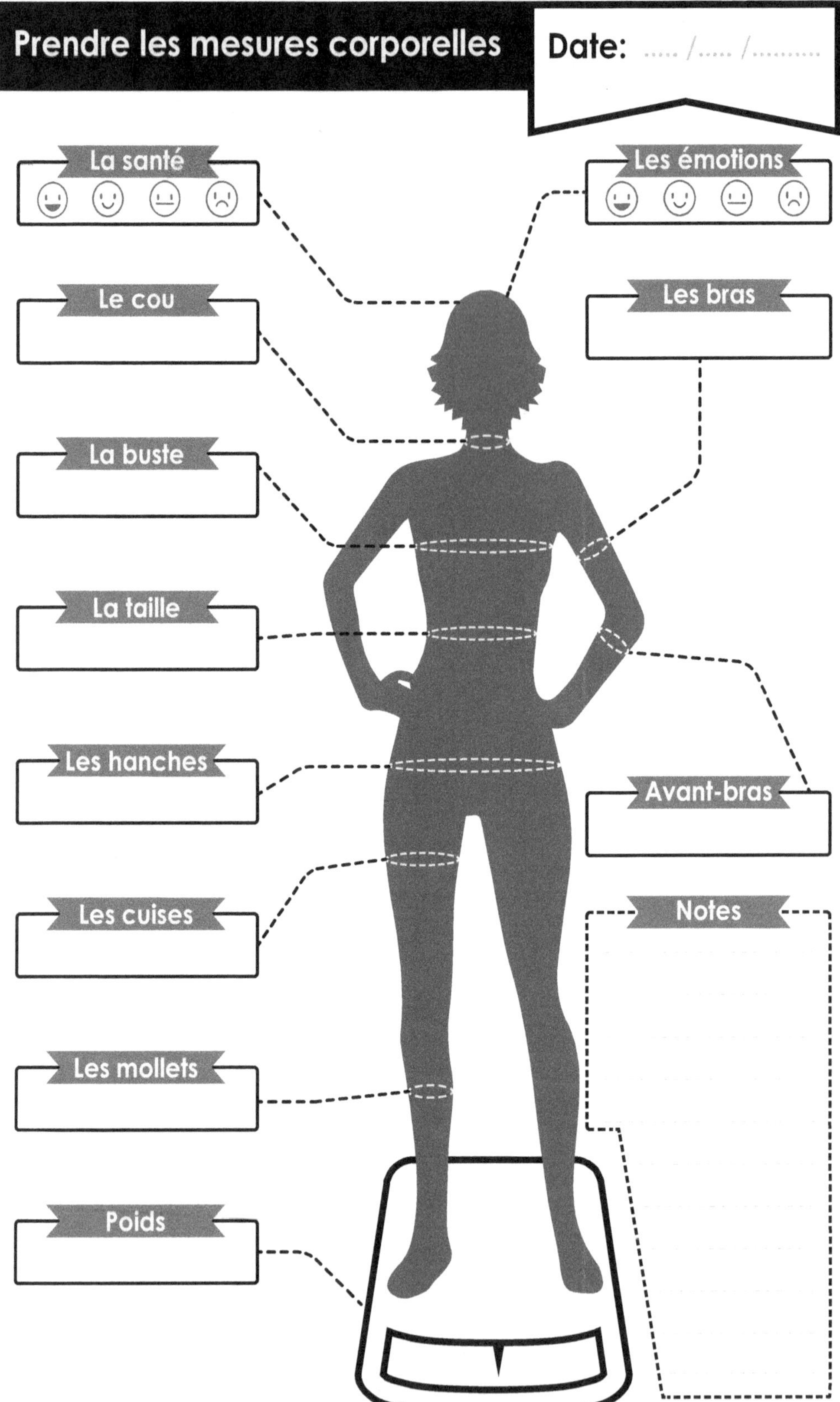